BUSHCRAFT ESSENTIALS

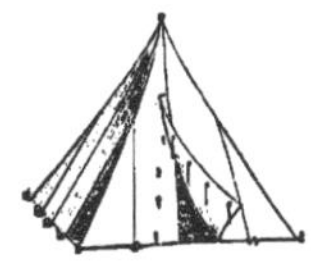 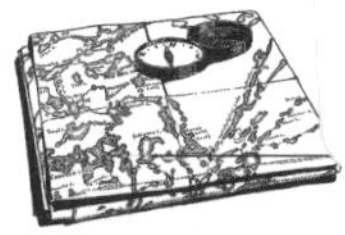 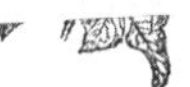

—ÜBERLEBEN— IN DER WILDNIS

Das Grundlagenbuch

Dave Canterbury

Aus dem Englischen von Felix Mayer

Anaconda

Lizenzausgabe mit freundlicher Genehmigung
Copyright © 2022 by Simon & Schuster, Inc.
Published by Adams Media, an imprint of Simon & Schuster, Inc.
Titel der amerikanischen Originalausgabe:
The Bushcraft Essentials Field Guide. The Basics you Need to Pack, Know, and Do to Survive in the Wild

Der Verlag behält sich die Verwertung der urheberrechtlich geschützten Inhalte dieses Werkes für Zwecke des Text- und Data-Minings nach § 44 b UrhG ausdrücklich vor. Jegliche unbefugte Nutzung ist hiermit ausgeschlossen.

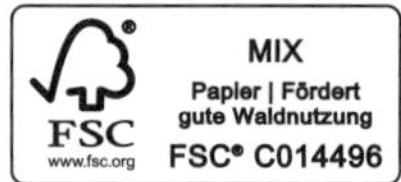

Penguin Random House Verlagsgruppe FSC® N001967

Die Deutsche Nationalbibliothek verzeichnet diese Publikation in der Deutschen Nationalbibliografie; detaillierte bibliografische Daten sind im Internet unter http://dnb.d-nb.de abrufbar.

© 2024 by Anaconda Verlag, einem Unternehmen der Penguin Random House Verlagsgruppe GmbH, Neumarkter Straße 28, 81673 München
Alle Rechte vorbehalten.
Umschlaggestaltung nach dem Entwurf der amerikanischen Originalausgabe: dyadesign, Düsseldorf, www.dya.de
Satz und Layout: InterMedia – Lemke e. K., Heiligenhaus
Druck und Bindung: CPI books GmbH, Leck
Printed in the EU
ISBN 978-3-7306-1366-5
www.anacondaverlag.de

WIDMUNG

Ich widme dieses Buch allen Lehrern der Pathfinder School, sowohl den derzeit aktiven als auch den ehemaligen.

Dieses Buch erläutert all die Dinge, die wir in unserer Schule vermitteln, von den Grundlagen bis zum Fortgeschrittenenniveau. Daher kann ich seinen Inhalt nicht für mich allein reklamieren. Viele der Ideen sind im Team entstanden und sind ein wunderbares Beispiel dafür, was eine Gruppe Gleichgesinnter erreichen kann, wenn alle zusammenarbeiten.

INHALT

Kapitel 2: Selbsthilfe 43

Kapitel 3: Der provisorische Unterstand 59

Kapitel 4: Der Umgang mit Feuer 75

Kapitel 7: Knoten, Schlaufen und Schnüre 117

Kapitel 9: Handwerkliches 157

Einleitung

- *Selbsthilfe*
- *Schutz*
- *Feuer*
- *Wasserversorgung*
- *Navigation*

Diese fünf Punkte sind die wichtigsten Aspekte beim Überleben in der Wildnis. Sie bilden das Herzstück dieses Buches. Aufbauend auf meinen Erfahrungen im Outdoor-Leben habe ich ein Survival-System mit fünf mal fünf Elementen entwickelt, das Ihnen helfen wird, in der Wildnis zu bestehen.

Der Ausdruck *Bushcraft* ist ein Überbegriff für die Fähigkeiten, die man braucht, um in der Natur zu bestehen und mit ihr zu leben. Damit das gelingt, muss man absolut sattelfest sein, was die oben genannten fünf Punkte angeht. In meinem Fünf-mal-Fünf-Survival-System wird alles erläutert, was man dafür wissen muss, unter Verzicht auf überflüssige Informationen. Im Amateurfunk bestätigt man mit dem Ausdruck »5 x 5«, dass das Signal stark und verständlich ist. Auch das Fünf-mal-Fünf-Survival-System bringt die Dinge klar und verständlich auf den Punkt, und genau das macht es so effektiv.

Dieses Handbuch behandelt zunächst die fünf Kernelemente des Survivals und dann jeweils die fünf wichtigsten Aspekte jedes dieser Elemente. Diese sind entscheidend, um kurzzeitig in der Wildnis zu überleben, aber in diesem Buch wird es auch um die Fähigkeiten und das Wissen gehen, das man braucht, um über einen längeren Zeitraum in der Natur zu bestehen. Die richtige Art der Selbsthilfe, die Auswahl eines geeigneten Lagerplatzes und die Errichtung eines Unterstandes, die Sicherung der Wasserversorgung zum Überleben, der Umgang mit Feuer zur Signalgebung, die Orientierung in der Natur – all diese Kernelemente des Survivals und die Art und Weise ihres Zusammenspiels werden in diesem Buch beschrieben.

Dieses System verwende ich auch in der Pathfinder School, wo ich jedes Jahr Hunderte von Teilnehmern aus den unterschiedlichsten gesellschaftlichen Gruppen – Zivilisten, Polizeibeamte, Angehörige des Militärs oder von Such- und Rettungseinheiten – darin unterrichte, wie man in der Wildnis überlebt. Mit diesem Buch werden auch Sie die Grundlagen des Überlebens in der freien Natur erlernen.

– Dave Canterbury

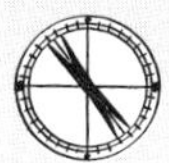

— Kapitel 1 —

DIE KERNELEMENTE DES SURVIVALS

In diesem Kapitel erfahren Sie das Wichtigste über die fünf Kernelemente des Survivals. Außerdem wird es um die notwendige Ausrüstung gehen, etwa um Messer und Sägen oder um Zündquellen wie Auermetallstäbe. Darüber hinaus brauchen Sie auch Material, um sich zu bedecken und zu schützen, Werkzeug für anfallende Reparaturen, Schnüre sowie weitere Dinge, die in Notsituationen helfen. In diesem Kapitel lernen Sie alles, was Sie wissen müssen, um bestens für einen Outdoor-Trip vorbereitet zu sein.

DIE FÜNF KERNELEMENTE DES SURVIVALS

Die fünf Kernelemente des Survivals sind Selbsthilfe, Schutz, Feuer, Wasserversorgung sowie Navigation. Wenn man in der Natur unterwegs ist, muss man ständig im Blick haben, welches dieser Elemente gerade vorrangig ist – denn das kann sich ändern, je nach der Umgebung und der aktuellen Situation. Diese fünf Elemente zu kennen und zu beherrschen, ist entscheidend, um die Survivalmentalität zu entwickeln, die unabdingbar für das Ziel solcher Unternehmungen ist.

SELBSTHILFE

Einer dieser Aspekte ist – unabhängig von den Umständen – immer von höchster Bedeutung: die Fähigkeit zur Selbsthilfe. Denn wenn man nicht in der Lage ist, sich selbst zu helfen, kann man auch die anderen vier Punkte nicht im Griff behalten. Daher ist es für das Überleben in der Wildnis entscheidend, der eigenen Sicherheit und der Fähigkeit zur Selbsthilfe immer höchste Aufmerksamkeit zu schenken. Mehr dazu erfahren Sie im zweiten Kapitel.

SCHUTZ

In allen denkbaren Survival-Szenarien spielt die Kontrolle der Körperkerntemperatur eine große Rolle. Sinkt sie zu tief, droht Unterkühlung, steigt sie zu hoch, droht Überhitzung. Beide Zustände können nicht nur zu zahlreichen Komplikationen führen, sondern sogar tödlich sein. Um die Körperkerntemperatur konstant zu halten und so zu überleben, ist es entscheidend, sich entsprechend zu schützen. Mehr dazu finden Sie im dritten Kapitel.

FEUER

Neben adäquatem Schutz ist auch die Fähigkeit, ein Feuer zu entfachen und zu unterhalten, unabdingbar zur Regulierung der Körperkerntemperatur. Doch Feuer wärmt nicht nur, sondern leistet auch zahlreiche weitere Dienste im Outdoor-Leben. Wenn Sie Feuer machen können, können Sie Wasser abkochen und dadurch desinfizieren, Mahlzeiten zubereiten und Lebensmittel haltbar machen, die eigene Körpertemperatur regulieren, Werkzeuge im Feuer härten und in Notsituationen Signale senden. Feuer zu machen ist nicht schwierig, aber wenn man das erforderliche Material nicht hat oder die Methoden nicht kennt, kann es außerordentlich knifflig werden. Mehr über das Feuermachen erfahren Sie im vierten Kapitel.

WASSERVERSORGUNG

Den eigenen Körper mit ausreichend Wasser zu versorgen, ist aus vielerlei Gründen extrem wichtig, unter anderem, um den Stoffwechsel zu erleichtern. Viele Leute wissen nicht, dass die fehlerhafte Zufuhr von Wasser und Kalorien (zu viel oder zu wenig) sowohl Unterkühlung als auch Überhitzung auslösen kann. Wenn Kalorien verbrannt werden, erwärmt sich der Körper, und früher oder später müssen diese verbrannten Kalorien ersetzt werden. Um die Körperkerntemperatur stabil zu halten, müssen Sie dafür sorgen, dass Sie ausreichend Flüssigkeit zu sich nehmen. Um Dehydration zu vermeiden, müssen Sie in der Lage sein, Wasserquellen ausfindig zu machen und Wasser zu desinfizieren. Zu den Symptomen von Dehydration gehören ein trockener Mund, Kopfschmerzen und dunkler Urin; die Folge können Unterkühlung und Überhitzung sein. Mehr über ausreichende Wasserversorgung finden Sie im fünften Kapitel.

NAVIGATION

Wenn Sie sich auf einem Trip verletzen oder verirren, dann können Sie sich mithilfe Ihrer Orientierungsfähigkeit in Sicherheit bringen – falls die Verletzung nicht zu schwer ist und Sie auf ein solches Ereignis vorbereitet sind. Gute Vorbereitung bedeutet, ein Erste-Hilfe-Set für kleinere Verletzungen sowie die notwendigen Hilfsmittel für die Navigation einzupacken. Außerdem sollten Sie immer jemanden darüber informieren, wohin Sie gehen, damit man Sie im Notfall suchen kann. Wenn Sie die Fähigkeit besitzen, sich im Gelände zu orientieren und Signale zu geben, haben Sie deutlich höhere Chancen, gerettet zu werden und zu überleben. Mehr über Navigation finden Sie im sechsten Kapitel.

Bushcraft-Tipp

Sie sollten auf jeden Fall Hilfsmittel dabei haben, die Ihnen helfen, die Körpertemperatur zu regulieren, denn solche Hilfsmittel in der Natur zu suchen oder herzustellen, kann problematisch oder langwierig sein, selbst wenn Sie das nötige Material zur Verfügung haben und die entsprechenden Fähigkeiten besitzen. Also packen Sie am besten Dinge ein, die multifunktional sind (die also mehreren Zwecken dienen) und die Sie für zumindest eines der Kernelemente des Survivals brauchen, etwa ein Mehrzweckwerkzeug, ein Erste-Hilfe-Set, Kleidung für unterschiedliche Wetterverhältnisse, Material für einen provisorischen Unterstand, Geräte zum Feuermachen bei jedem Wetter, ein Mittel, um Grundwasser zu desinfizieren, ein Kompass mit Spiegel, orangefarbenes Material, eine Rettungsdecke, sie Sie als Signaltuch verwenden können, sowie orangefarbene Tücher in verschiedenen Größen.

DIE FÜNF BESTANDTEILE DER GRUNDAUSRÜSTUNG

DIESER ABSCHNITT BESCHREIBT DIE ARTEN von Hilfsmitteln, die Sie für einen Survival-Trip in Ihren Rucksack packen sollten. Wichtig hierbei ist zu verstehen, welche Funktion jedes Ding erfüllt und wie man es effektiv benutzt; das ist nicht nur für das kurzfristige Überleben entscheidend, sondern hilft auch bei längeren Aufenthalten in der Wildnis. Packen Sie aus jeder der folgenden Kategorien mindestens drei Dinge ein, die Sie jeweils einzeln, aber auch zusammen verwenden können. Damit Ihre Ausrüstung möglichst praxistauglich ist, stellen Sie sicher, dass sie zunächst den wichtigsten Aspekten des Survivals dient (und nach Möglichkeit sollte jedes Teil mehreren Zwecken dienen). Dann sind Sie in der Lage, kluge Entscheidungen zu treffen, die Ihren aktuellen Fähigkeiten entsprechen. Achten Sie bei der Zusammenstellung dieser Grundausrüstung auch darauf, dass sie Mehrzweckwerkzeuge enthält, die Sie für alle Kernelemente verwenden können.

SCHNEIDWERKZEUGE

Schneidwerkzeuge verwendet man zur Herstellung bestimmter Dinge sowie zur Verarbeitung von Lebensmitteln. Ohne sie wäre ein Bushcraft-Leben unvorstellbar. Weil die Bandbreite so riesig ist, sollten Sie genau überlegen, wozu Sie diese Werkzeuge brauchen, um dann die richtigen auszuwählen. Drei Schneidwerkzeuge sollten Sie auf jeden Fall dabei haben: ein feststehendes Messer, eine Säge sowie ein Schweizer Armeemesser (oder ein Multifunktionswerkzeug).

Messer

Der Auswahl des Messers kommt große Bedeutung zu, denn es ist Ihr Hauptwerkzeug; Sie werden es höchstwahrscheinlich am Körper tragen und für die unterschiedlichsten Arbeiten verwenden. Es sollte auf jeden Fall einen Vollerl haben, also aus einem durchgehenden Stück Stahl bestehen, auf das auf beiden Seiten Schichten aus anderem Material aufgebracht sind, die den Griff bilden. Die Klinge sollte zehn bis zwölf Zentimeter lang sein; dann können Sie damit Material bis zu einer Dicke von zehn Zentimetern bearbeiten. Ein scharfer Messerrücken ist hilfreich; man kann ihn wie einen Hobel verwenden und damit etwa **Zundermaterial** bearbeiten oder hölzerne Gegenstände formen. Die Klinge sollte aus Hartstahl sein; dann kann man sie als Feuerstahl verwenden, wenn man mit der Feuerstein-und-Stahl-Methode Feuer machen will. Mit so einer Klinge lässt sich auch eine provisorische Funkenquelle herstellen wie etwa ein **Bogendrill**, und man kann aus ihr auch Funken schlagen, um verkohltes Zundermaterial zu entflammen.

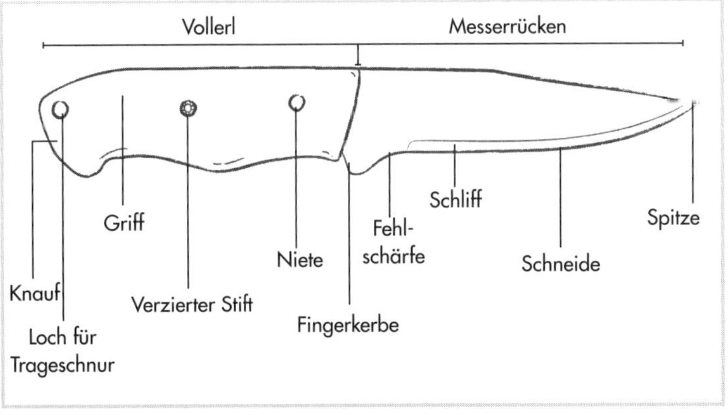

Aufbau eines Messers

Säge (Klappsäge)

In Notfällen eine kleine Säge zu verwenden, ist in vielerlei Hinsicht sicherer, als eine Axt oder ein Beil zu schwingen. Außerdem ist sie leichter und nimmt weniger Platz ein, und der Umgang mit ihr ist auch leichter zu erlernen als die Handhabe einer Axt. Am besten besorgen Sie sich ein klappbares Modell einer vertrauenswürdigen Marke, von der Art, wie man sie auch zum Beschneiden von Pflanzen verwendet. Die Klinge sollte mindestens zwanzig bis fünfundzwanzig Zentimeter lang sein, damit die Säge möglichst vielseitig einsetzbar ist. Wie beim Messer sollte auch die Klinge der Säge einen scharfen Rücken haben und aus Hartstahl sein; dann lässt sich mit ihr weitaus mehr anfangen als nur Holz zu sägen.

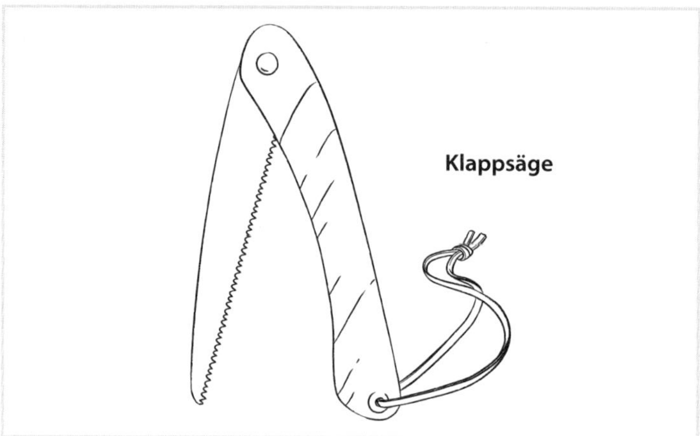

Schweizer Armeemesser oder Multifunktionswerkzeug

Ob Sie lieber ein Schweizer Armeemesser oder ein Multifunktionswerkzeug benutzen, bleibt Ihnen überlassen. Ein Schweizer Armeemesser (zumindest bestimmte Modelle) hat jedoch den Vorteil, dass manche Bestandteile auch zur

Körperhygiene und für Erste Hilfe verwendet werden können. Das mag im Zusammenhang mit Schneidwerkzeugen seltsam klingen, aber wie gesagt sollte jedes Werkzeug, das Sie dabei haben, mehrere Funktionen erfüllen. Ein Schweizer Armeemesser besitzt eine Klinge, meistens eine Schere (ideal zur Pflege von Finger- und Zehennägeln), in der Regel eine Ahle, die man für Reparaturen verwenden kann, und noch weitere Werkzeuge. Viele Modelle haben auch eine kleine Pinzette und einen Zahnstocher und sind damit in meinen Augen gegenüber Multifunktionswerkzeugen im Vorteil, denn diese beiden kleinen Helfer sind in Sachen Körperpflege in der Wildnis unersetzlich.

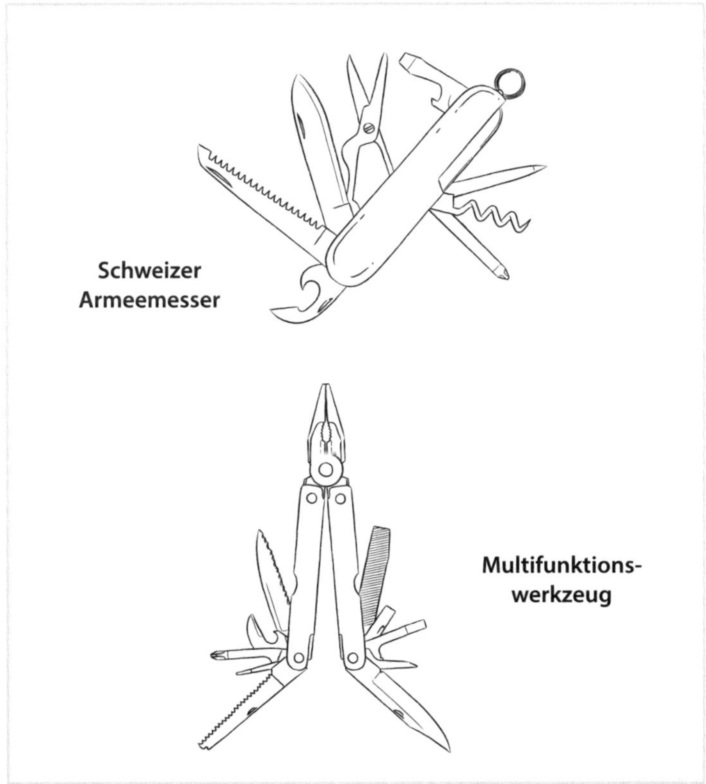

GERÄTE ZUM FEUERMACHEN

Geräte zum Feuermachen gehören in jede Ausrüstung, denn Feuer ermöglicht es nicht nur, Lebensmittel zu garen und haltbar zu machen, sondern sorgt auch für die notwendige Wärme. Die drei wichtigsten sind Feuerzeug, **Auermetallstab** und Vergrößerungsglas (im Idealfall haben Sie einen Kompass mit einem solchen Glas).

Feuerzeug

Welche Feuerzeuge man verwendet, ist im Grunde Geschmackssache, aber ich nehme aus vielen Gründen am liebsten die der Marke BIC. Wenn sie nass oder kalt geworden sind, können sie leicht wieder funktionstüchtig gemacht werden, und sie sind so robust, dass sie so gut wie nie kaputtgehen. Wenn ein solches Feuerzeug nass geworden ist, bringen Sie es leicht wieder in Gang, indem Sie mithilfe eines Schraubenziehers die Kindersicherung entfernen. Und vergessen Sie nicht: Auch wenn es leer ist, können Sie mit den Funken aus dem Zündstein verkohltes Matcrial entzünden. Am besten nehmen Sie mehrere Feuerzeuge mit, im Rucksack, in der Jacke und in der Hosentasche; sie nehmen kaum Platz weg und wiegen so gut wie nichts.

Auermetallstab

Mit einem Auermetallstab kann man Funken schlagen, weshalb er ein wichtiger Bestandteil jeder Notfallausrüstung ist; allerdings sollte er nicht Ihre erste Wahl sein, wenn Sie auch eine offene Flamme zur Verfügung haben. Doch auf längeren Touren bieten solche Stäbe etliche Vorteile: Sie funktionieren bestens mit trockenem Zunder oder verkohltem Material, und große Modelle halten sehr lange. Diese Stäbe können unterschiedlich beschaffen sein; manche sind härter, andere weicher. Für Notfälle eignet sich ein eher weicher Stab. Wenn man mit einem scharfkantigen, härteren Gegenstand an einem Auermetallstab reibt, lösen sich kleine Teilchen von dem Stab. Je weicher er ist, desto leichter geht das. Je länger er ist, desto mehr Material kann abgetragen werden, um die glühenden Funken entstehen zu lassen, die man braucht, um das Material eines **Zunderbündels** zu entfachen. Je länger der Stab ist, desto länger ist er jeweils auch in Kontakt mit dem anderen Gegenstand, wodurch ebenfalls mehr Funken entstehen.

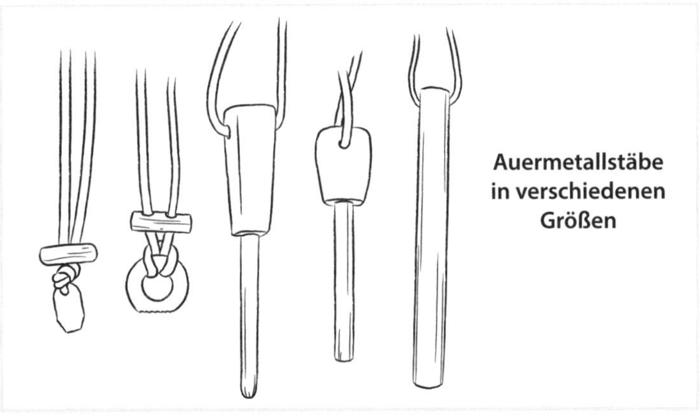

Auermetallstäbe in verschiedenen Größen

Vergrößerungsglas

Achten Sie darauf, dass Ihr Kompass ein **Vergrößerungsglas** besitzt. Es sollte so dick sein, dass Sie damit in der prallen Sonne verkohltes Zundermaterial entflammen können. Damit stellt es eine erneuerbare Funkenquelle dar, die nicht erschöpft und von Dauer ist. Die meisten Kompasse haben ein solches Vergrößerungsglas; falls Ihrer keines hat, packen Sie eine andere Art von Vergrößerungsglas oder eine Lupe ein.

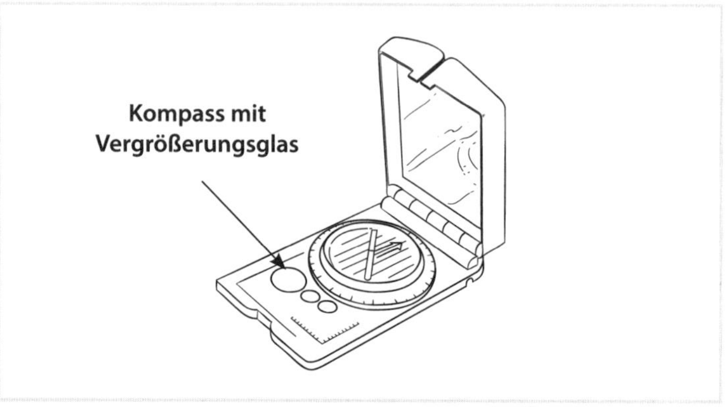

Bushcraft-Tipp

Beim Funkenschlagen und Feuermachen gibt es einige Punkte zu beachten. Im Notfall sollten Sie immer auf die einfachste und schnellste Methode zurückgreifen, und das ist in der Regel eine offene Flamme. Außerdem sollten Sie immer daran denken, mit Verbrauchsmaterialien wie etwa Feuerzeuggas sparsam umzugehen. Sie sollten immer schon ans nächste Feuer denken. Dazu gehört etwa, mit dem ersten Feuer Material zu verkohlen, das Sie später zum Glühen bringen können, um die nächsten Male Feuer zu machen; anzünden können Sie es mit jeder der Funkenquellen, die Sie zur Hand haben, auch mit einem leeren Feuerzeug.

SCHUTZAUSRÜSTUNG

Mit bestimmten Hilfsmitteln lässt sich ein schützendes Mikroklima herstellen, das es erlaubt, sich (fast) allen Situationen anzupassen. Ohne solche Hilfsmittel ist man den Elementen schutzlos ausgeliefert. Die drei wichtigsten dieser Hilfsmittel sind: eine wiederverwendbare Rettungsdecke, ein 1,5 mm dicker Müllsack und eine Decke, die gut isoliert (aus Wolle, Kunstfaser oder Daunen).

Rettungsdecke

Für Ihre Ausrüstung brauchen Sie eine strapazierfähige, wiederverwendbare Rettungsdecke; eine Größe von 100 x 200 cm reicht aus. Die Decken aus Polyesterfolie, die zu kleinen Päckchen zusammengefaltet werden können, sind weniger geeignet, denn sie sind nur schwer wiederzuverwenden (wenn man seine Sachen zusammenpackt und zum nächsten Lagerplatz zieht), und bei schlechtem Wetter sind sie meist zu dünn. Eine Rettungsdecke kann viele Funktionen erfüllen, hauptsächlich aber dient sie als **Tarp**, das man zum Schutz vor den Elementen aufspannen kann, und als Reflektor für die Hitze eines wärmenden Feuers.

Bushcraft-Tipp

Die meisten Rettungsdecken haben zumindest in jeder Ecke eine Öse. Zum Anbinden und Aufspannen an einem feststehenden Objekt ist das nicht optimal, aber in Notfällen können diese Ösen von Nutzen sein.

Müllsack (1,5 mm dick)

Ebenfalls Teil Ihrer Ausrüstung sollte ein strapazierfähiger Müllsack sein, den Sie als Regenschutz oder als Tarp verwenden können, aber auch – mit Pflanzenresten gefüllt – als Matratze. Das alles geht auch mit dünneren Müllsäcken, aber wenn Sie einen dabeihaben, der 1,5 mm dick ist, kann er auch als erhöhte Bettstatt dienen, die wie eine Trage konstruiert ist, wodurch Sie den direkten Kontakt zum Boden vermeiden.

Isolierende Decke

Um in bestimmten Situationen zu verhindern, dass der Körper zu viel Wärme abgibt, sollten Sie eine gut isolierende Decke in Ihrer Ausrüstung haben. Hierzu eignen sich verschiedene Materialien, allerdings sind manche besser geeignet und manche schlechter. Wolle ist das effektivste und vielseitigste Material; eine Wolldecke ist schwer entflammbar und wasserabweisend und isoliert selbst dann, wenn sie völlig durchnässt ist, wiegt jedoch auch einiges. Synthetische Materialien wie etwa Polarguard erfüllen auch ihren Zweck, und der Swagman Roll von Helikon (eine Art Poncho) ist ideal für Temperaturen ab etwa 4 °C (bei Kälte kann man seine Wirkung noch verstärken, indem man unter der Kleidung zusätzlich eine dicke Schicht trägt). Sein großer Vorteil besteht darin, dass er relativ leicht ist und auf vielerlei Weise verwendet werden kann: als Decke, Schlafsack oder Poncho, oder auch, wenn man eine Steppdecke hineinlegt, als Hängematte.

Eine 150 x 200 cm große Daunendecke isoliert ebenfalls sehr gut und ist platzsparender als die anderen Lösungen. Je nach Art der Füllung kann eine solche Decke genauso warm wie eine Wolldecke sein, aber wenn sie feucht wird, nimmt sie im Handumdrehen Schaden (und verliert ihre isolierende Eigenschaft), und in der Nähe eines Feuers kann es wegen der Funken gefährlich werden, denn die meisten Daunendecken sind aus Nylon (das leicht entflammbar ist). Doch wenn man sie vor Feuer schützt, ist eine Daunendecke eine tolle Alternative.

Bushcraft-Tipp

Die einzelnen Bestandteile einer Schutzausrüstung sollten natürlich alle mehrere Funktionen erfüllen. Das Wichtigste ist jedoch etwas, worauf Sie schlafen können, worin Sie schlafen können und worunter Sie schlafen können.

BEHÄLTER

Behälter sind einfache, aber wichtige Bestandteile jeder Ausrüstung. Man kann mit ihnen:

- Wasser transportieren
- Lebensmittel sicher aufbewahren
- Wasser zur Desinfektion abkochen
- Bei Verletzungen Kälte- oder Wärmepackungen anfertigen
- Signale geben, indem man sie als Resonanzkörper verwendet

Drei Behälter sollten Sie immer dabei haben: zwei Wasserflaschen und eine Tasse.

Wasserflasche aus Metall

Metallbehälter für Lebensmittel und Wasser gehören in jede Survival-Ausrüstung, denn man kann sie direkt ins Feuer legen. Außerdem kann man eine Flasche aus Metall zum Abkochen verwenden, falls man keinen Filter zur Desinfektion dabei hat. Und man kann darin Lebensmittel garen und einen Aufguss zur Heilung von Erkrankungen zubereiten. Am besten besorgen Sie sich eine Flasche mit breiter Öffnung, die sich leicht befüllen lässt, und einem Fassungsvermögen von mindestens einem Liter, denn unter Umständen brauchen Sie pro Tag etwa die vierfache Menge, um nicht zu dehydrieren.

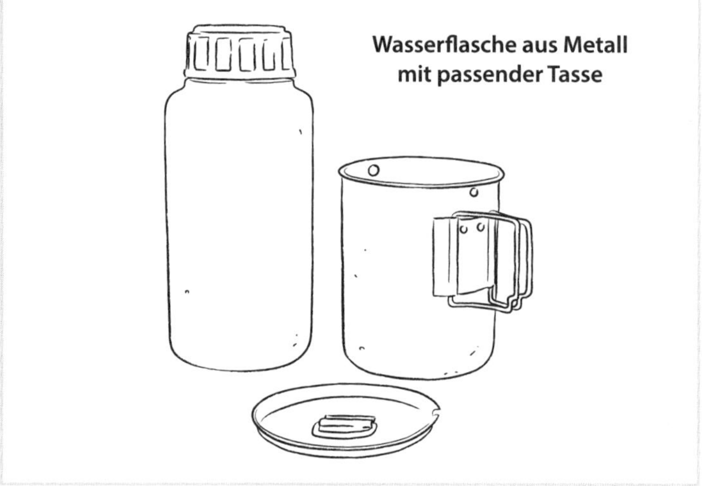
Wasserflasche aus Metall mit passender Tasse

Tassen

Eine Tasse aus Metall, in die man die Flasche stecken kann, ist ein wichtiger Bestandteil der Ausrüstung. Man kann darin Flüssigkeiten erhitzen und Lebensmittel garen und sie als Ess- und Trinkgeschirr verwenden. Wenn man sie auf die Öffnung des Behälters stellt und diesen ins Feuer, kann man darin auch Material verkohlen. Auch wenn Sie nur eine Flasche haben, können Sie zwei solcher Tassen mitnehmen, indem Sie eine oben und eine unten auf die Flasche stecken. Dann können Sie aus der einen trinken, während Sie in der anderen Material verkohlen, oder eine Flüssigkeit in zwei Tassen abkühlen lassen, während die Flasche auf dem Feuer steht.

SCHNÜRE

Materialien und Gegenstände zusammenzuschnüren und festzubinden ist eine der wichtigsten Techniken beim Survival. Dazu – aber auch zu anderen Zwecken – braucht man geeignete Schnüre. Außerdem sind sie nützlich beim Fallenstellen und Angeln sowie bei einer Menge anderer Tätigkeiten. Überlegen Sie sich daher gut, welche Arten von Schnur Sie mitnehmen. Die drei wichtigsten sind **Fallschirmleine** (Stärke 550), **Bankline** (Stärke 36) und **Schlauchband** oder Gewebeband.

Fallschirmleine

Die meisten Survivalbücher des 20. Jahrhunderts haben sich größtenteils an militärischen Handbüchern orientiert, und beim Militär gehört Fallschirmleine zum Alltag, weshalb Soldaten den Umgang damit beherrschen. Das heißt aber nicht, dass Fallschirmleine auch für Sie die am besten geeignete Schnur ist. Ich habe immer etwa zehn Meter Fallschirmleine dabei, die ich als **Firstleine** verwenden kann. In das eine Ende habe ich eine Schlaufe und in das andere einen Stopperknoten geknüpft; außerdem habe ich dort mit Prusikknoten zwei weitere Schnüre festgebunden, sodass ich mit **Knebeln** ein Tarp oder eine Rettungsdecke fixieren kann. Diese Schnüre können auch beim Bau eines Unterstandes mit zwei Stützen als Tauwerk sowie zum Abstecken verwendet werden. Außerdem habe ich meistens sechs kürzere Fallschirmleinen dabei (ca. 2 m) – allerdings ohne die Prusikschlaufen –, die ich im Camp für alles Mögliche verwende, sei es, um meinen Rucksack an ein rasch errichtetes

Dreibein zu hängen oder, falls erforderlich, eine provisorische Aderpresse anzulegen.

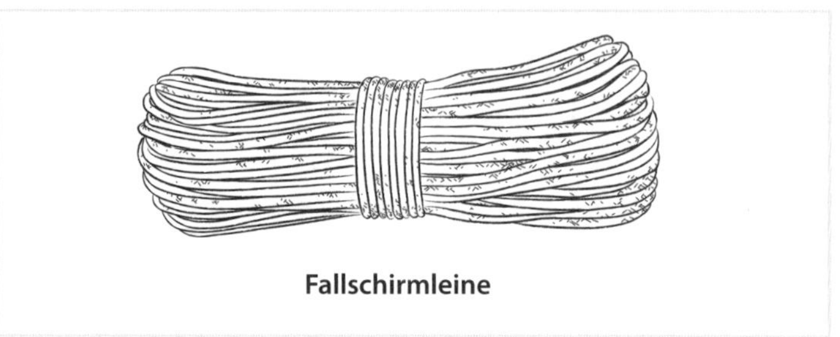

Fallschirmleine

Bankline

Bankline ist geteerte Nylonschnur, die langlebig ist und wenig wiegt. Sie lässt sich leicht knoten und hält die Knoten gut, weshalb sie etwa ideal fürs Angeln und das Knüpfen von Netzen ist. Generell eignet sie sich gut fürs Survival, weil sie nicht verrottet, nicht feucht wird und auch UV-Strahlen ihr nichts anhaben. Sie lässt sich leicht in ihre Fasern auftrennen, die ebenfalls reißfest sind und die man verwenden kann, wenn man eine dünne Schnur braucht, etwa beim Angeln oder um Kleidung zu nähen.

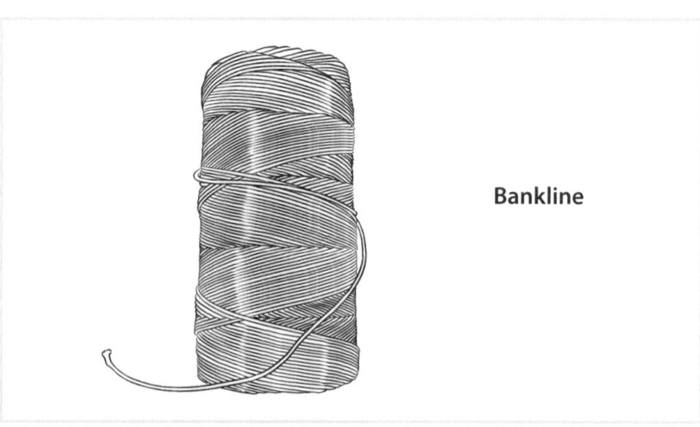

Bankline

Schlauchband

Schlauchband wird beim Klettern verwendet, weil es dehnbar, aber absolut reißfest ist. Das ist einer der Vorteile gegenüber Seilen; außerdem wiegt es weniger und braucht weniger Platz. Wenn man es als Riemen oder Gurt verwendet, ist es auf längeren Strecken weitaus bequemer als Seile. Und weil es flach ist, kann man mehr davon einpacken.

Am besten nehmen Sie zwei sechs Meter lange und ein fünfzehn Meter langes Schlauchband mit (falls Sie in Ihrem Rucksack so viel Platz haben und er dadurch nicht zu schwer wird). Es leistet alles, was ein Seil auch leistet – und das in den meisten Fällen sogar besser, außer beim Feuermachen. Sie können auch, so wie ich, beides mitnehmen.

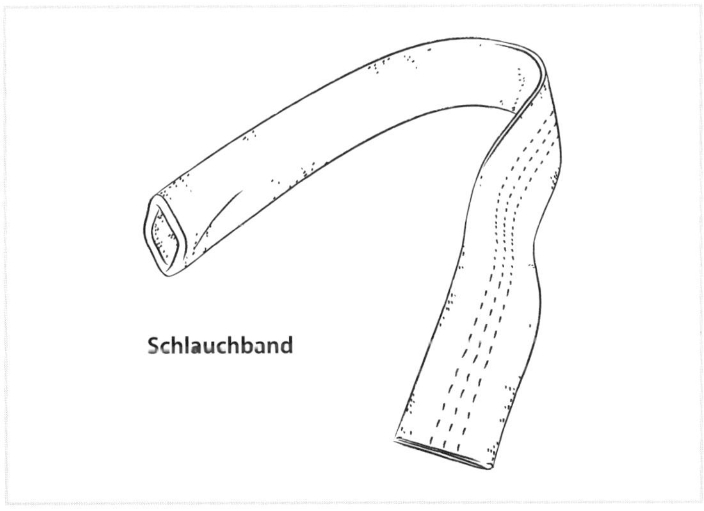
Schlauchband

FÜNF WEITERE NÜTZLICHE HILFSMITTEL

Es gibt noch fünf weitere einfache Dinge, die im Notfall gute Dienste leisten und eine sinnvolle Erweiterung für jedes Erste-Hilfe-Set sind. Außerdem helfen sie bei der Reparatur der Ausrüstung und erweitern die Möglichkeiten der Signalgebung. Und ein ganz simpler, flacher Kompass ist nützlich, falls Selbstrettung erforderlich ist.

BAUMWOLLE

Halstuch, Kufiya, Ersatz-T-Shirt (am besten orangefarben)

Eines der wichtigsten Stücke meiner Standardausrüstung ist eine ca. 90 x 90 cm große Kufiya (»Palästinensertuch«) aus Baumwolle. Dieses Stück Stoff ist so vielseitig, dass man allein darüber ein ganzes Buch schreiben könnte. Eine Kufiya kann auf die unterschiedlichsten Arten getragen werden, um die Körpertemperatur zu regulieren, man kann sie aber auch als Gürteltasche oder Gurt verwenden. Sie ist eine fantastische Ergänzung für jedes Erste-Hilfe-Set, denn sie kann auch als Verband benutzt werden, um eine Schiene zu sichern und sogar für eine notfallmäßige Aderpresse. Sie kann als Waschlappen und als Handtuch dienen. Man kann sie als groben Wasserfilter verwenden und mit ihr bei Hitze einen Metallbehälter kühlen, indem man sie nassmacht und um den Behälter wickelt. Man kann Fäden aus dem Stoff ziehen, um damit einen Knopf anzunähen oder ein Loch in der Hose zu flicken. Wenn Sie natürliches Material verkohlen wollen, in der Umgebung aber nichts Geeignetes zu finden ist, können Sie aus solchen Fäden schnell und problemlos Kohle herstellen, mit der Sie ein Feuer machen können – falls alle anderen Notfallressourcen aufgebraucht sind. Ich empfehle ein orangefarbenes Tuch, denn damit lassen sich Wegpunkte deutlich markieren, und falls erforderlich, kann man es als Signaltuch verwenden.

KLEBEBAND

Eine Rolle mit zehn Metern, eine Rolle mit fünf Metern (am besten tragen Sie die kleine Rolle außen am Rucksack, sodass sie schnell zur Hand ist)

Mit festem Klebeband oder Gewebeband können Dinge rasch repariert werden. Außerdem kann man es bei Erster Hilfe verwenden, und weil die Klebstoffe entflammbar sind, kann es bei feuchtem Wetter helfen, ein Feuer zu entfachen. Wenn man ausreichend Klebeband hat, kann man damit fast alles machen. Ich trage außen am Rucksack immer eine kleine Rolle, sodass ich unterwegs schnell eine Bandage anlegen oder rasch etwas reparieren kann.

KOMPASS

Sollte einen drehbaren Außenring mit Gradskala, einen Spiegel und ein Vergrößerungsglas haben.

Ein Kompass hilft nicht nur bei der Navigation, sondern besitzt darüber hinaus noch weitere wertvolle Funktionen. Der Spiegel hilft bei Erster Hilfe, Körperhygiene und Signalgebung. Das Vergrößerungsglas kann eine verloren gegangene oder kaputte Lesebrille ersetzen und ist nützlich bei Erster Hilfe und beim Feuermachen. Der Kompass hilft nicht nur dabei, sich zu orientieren und den Kurs zu halten, sondern der kleine Spiegel kann auch zur Signalgebung verwendet werden oder zur Selbsthilfe, etwa um Verletzungen im Gesicht zu erkennen. Ein guter Kompass ist ein wertvolles Werkzeug, das viele Zwecke erfüllt. Wenn man sich an die Regel des rechten Winkels hält, kann man mit dem richtigen Kompass Höhen messen (dazu braucht man allerdings einen Neigungsmesser) sowie kurze Distanzen – falls das Gelände gefährlich erscheint. Ein Kompass ist ein Messgerät, das in jede Hosentasche passt und zu dessen Verwendung man eine Landkarte braucht; man kann damit aber auch mithilfe der **PAUL-Methode (Positive Azimuth Uniform Layout)** Landkarten erstellen.

LEUCHTE

Nehmen Sie grundsätzlich keine Taschenlampe mit, sondern eine Stirnlampe. Eine solche Lampe kann zur Signalgebung verwendet werden, indem man entweder (falls vorhanden) die Blitzfunktion verwendet oder die Hand in Intervallen vor die Leuchte hält, um das SOS-Signal zu senden. Eine Stirnlampe ist auch von Vorteil, wenn man sich bei Dunkelheit selbst medizinisch versorgen muss, und sei es nur, wenn man einen Verband wechseln muss. Sie sollte wasserdicht sein, damit sie auch bei schlechtem Wetter nicht den Dienst versagt. Für die Stromversorgung gibt es mehrere Möglichkeiten: mit Batterien (dann sollten Sie stets genug Reserven dabei haben), über einen USB-Anschluss oder mit einer Powerbank, wie sie auch für Handys verwendet werden.

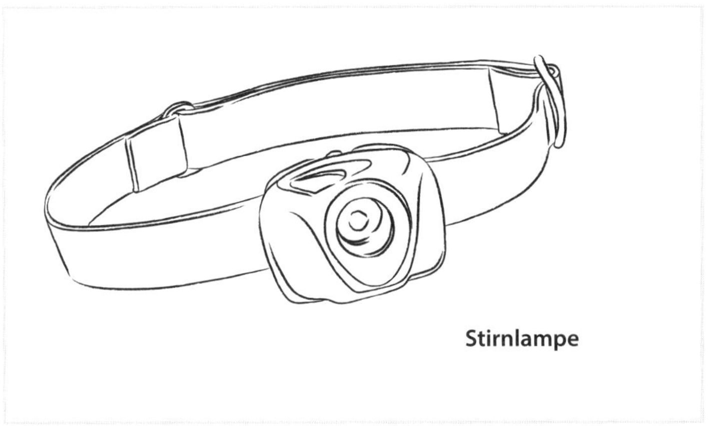
Stirnlampe

SEGELTUCHNADEL

Segeltuchnadeln sind eine ganz bestimmte Art von Nadeln und nicht einfach nur etwas größere Nadeln aus dem Stoffladen. Sie wurden eigens für die Arbeit an **Segeltuch** und Zeltleinwand entworfen. Dieser unscheinbare Ausrüstungsgegenstand lässt sich mit Klebeband ganz leicht am **Futteral** eines Messers befestigen; dort stört er nicht und ist doch schnell zur Hand. Mit einer solchen Nadel kann man Stoffe und andere Materialien reparieren, Löcher in Baumrinde bohren, Blasen aufschneiden und aus Schnitt- oder Schürfwunden Holzsplitter und andere Fremdkörper entfernen.

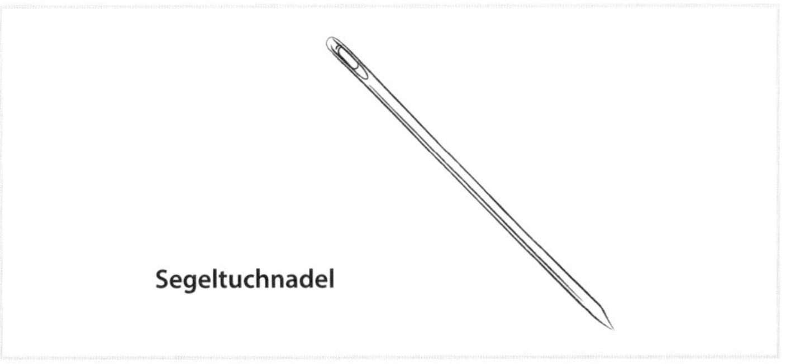
Segeltuchnadel

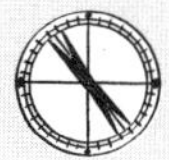

— Kapitel 2 —

SELBSTHILFE

Bei einem Notfall hat Selbsthilfe immer oberste Priorität. Das liegt auf der Hand: Wenn Sie bluten oder eine Verletzung haben, die Sie beeinträchtigt, und sich nicht zunächst um die Verletzung kümmern, wird jede Tätigkeit unmöglich oder zumindest weitaus schwieriger. Und bei Blutungen haben Sie auch nicht viel Zeit, bevor Sie irgendwann völlig handlungsunfähig sind. In diesem Kapitel geht es nicht um leichtere Beschwerden wie Halsschmerzen oder eine Magenverstimmung, obwohl Sie diese natürlich auch versorgen sollten, sobald die dringenderen Probleme vorerst gelöst sind. Dieses Kapitel behandelt vielmehr unmittelbar drohende Gefahren sowie Verletzungen, die es Ihnen unmöglich machen zu arbeiten, und um die Sie sich daher als Erstes kümmern sollten. Die folgenden Ausführungen stellen keine medizinische Beratung dar und ersetzen auch keine ordentliche Ausbildung in Erster Hilfe. Außerdem sollten Sie in jedem Fall ein selbst zusammengestelltes Erste-Hilfe-Set dabei haben. Die Gegenstände Ihrer Ausrüstung verwenden Sie nur als zusätzliche Hilfsmittel, falls bestimmte Dinge gar nicht oder nur in beschränktem Umfang vorhanden sind.

Im ersten Abschnitt (»Fünf Möglichkeiten der Selbsthilfe«) geht es darum, wie Sie die Ausrüstungsgegenstände, die Sie grundsätzlich dabei haben sollten, für Selbsthilfetechniken verwenden können. Mein Buch *Bushcraft Erste Hilfe* behandelt dieses Thema in aller Ausführlichkeit. Bei Wunden ist es von größter Bedeutung, sie stets zu reinigen und zu spülen, um Schmutz und Fremdkörper zu entfernen. Das geht ganz einfach mit einer Wasserflasche, die man so oft wieder auffüllt und über der Wunde ausgießt, bis die Wunde sauber ist.

FÜNF MÖGLICHKEITEN DER SELBSTHILFE

»SELBSTHILFE« BEDEUTET, DASS MAN SICH selbst Erste Hilfe leistet. Diese Selbsthilfe ist eines der Basiselemente der Ersten Hilfe. Wenn Sie verletzt sind, sollten Sie unbedingt die Ruhe bewahren und überlegt handeln, denn schon eine kleine Fehleinschätzung kann Sie in eine gefährliche Lage bringen, der Sie an einem abgelegenen Ort und ohne adäquate medizinische Versorgung nicht sachgemäß begegnen können. Mit den folgenden fünf Methoden der Selbsthilfe können Sie die Erkrankungen und Verletzungen behandeln, die in der Wildnis am häufigsten auftreten. Wenn Sie diese Gefahren kennen und auf sie vorbereitet sind, können Sie sich bei den geläufigsten Problemen und Notfällen die erforderliche Erste Hilfe selbst leisten.

BLUTUNGEN

Blutungen müssen, je nach ihrer Art, unterschiedlich behandelt werden. Wenn das Blut in großen Mengen aus einer Wunde herausspritzt, sollten Sie so schnell wie möglich eine Aderpresse anlegen. Bei einer nicht-arteriellen Blutung gilt: direkten Druck ausüben, hoch lagern, Aderpresse anlegen. Um Blutungen zu stillen, sollte in jedem Erste-Hilfe-Set Baumwollstoff für Bandagen sowie Klebeband vorhanden sein. Ein harter Stock oder auch eine Klappsäge können, gesichert mit Klebeband, als Winde für eine Aderpresse verwendet werden. Mit Baumwollstoff kann man auch Druckverbände anfertigen, um die Blutung zu verringern.

BRÜCHE, VERSTAUCHUNGEN, ZERRUNGEN

Einen gebrochenen Knochen zu immobilisieren und eine Verstauchung durch eine Bandage zu stabilisieren, sind zentrale Bestandteile der Selbsthilfe. Zur Behandlung solcher Verletzungen sollten Sie Baumwollstoff und Klebeband dabei haben. Eine provisorische Schiene lässt sich aus Werkzeuggriffen und dem Material bauen, das am Unfallort zu finden ist. Schwellungen lassen sich einigermaßen reduzieren, indem man eine Wasserflasche in einem nahe gelegenen Gewässer kühlt und dann auf die betroffene Stelle hält. Falls möglich, lagern Sie den verletzten Körperteil hoch – auch das hilft. Vielleicht tragen Sie auch gerade ein T-Shirt oder ein Stück Funktionskleidung aus dehnbarem Material; dann können Sie daraus eine behelfsmäßige Bandage wickeln.

VERBRENNUNGEN

Verbrennungen können, je nach Schwere, problematisch werden. Weil bei Verbrennungen dritten Grades sehr leicht Infektionen entstehen, sollten Sie in so einem Fall so schnell wie möglich ärztliche Hilfe holen, insbesondere wenn die Verbrennungen großflächig sind. Ganz allgemein gilt: Halten Sie verbrannte Hautpartien feucht und kühl. Dazu können Sie viele Ihrer Ausrüstungsgegenstände verwenden, etwa Wasserflaschen, Baumwollstoffe und sogar Mülltüten aus Plastik, mit denen man die Verdunstung an einem Verband verringern kann. Eine mit Plastik verschlossene Wunde ist jedoch ein idealer Nährboden für Bakterien, also müssen Sie Verbände dieser Art häufig wechseln. Wenn man Gaze oder ein Halstuch aus Baumwolle für einen Verband verwendet, hat das den Vorteil, dass man diese Stoffe mit kochendem Wasser reinigen und wiederverwenden kann, bis eine adäquate medizinische Versorgung gewährleistet ist.

BLASEN

Was Blasen angeht, so ist es am besten, sie zu vermeiden. Gehen Sie Ihre Schuhe ein, bevor Sie sich auf einen langen Trip begeben, und sorgen Sie dafür, dass Sie die richtigen Socken tragen. Wenn Sie spüren, dass sich irgendwo eine Blase bildet, kleben Sie ein Stück Klebeband darüber, um die Reibung zu vermindern. Pudern Sie Ihre Füße ordentlich und machen Sie regelmäßig Pausen, um sie trocknen zu lassen. Falls sich doch eine Blase bildet, schneiden Sie ein kringelförmiges Stück aus dem Klebeband (mit einem Loch in der Mitte) und kleben es auf die Blase. Wenn die Blase aufgeht und zu einer offenen Wunde wird, sollten Sie sie auch als solche behandeln und die Stelle gut polstern, bevor Sie weitergehen. Die Asche aus dem Lagerfeuer können Sie als behelfsmäßigen Puder für die Füße verwenden; packen Sie einfach morgens ein bisschen davon ein, dann haben Sie sie unterwegs bei Bedarf zur Hand.

STICHE UND BISSE

Es gibt zahllose Arten von Stichen und Bissen und ebenso viele Symptome, und ich will sie hier nicht alle aufführen. Einige häufige Symptome wie Schwellungen können mit einer kalten Wasserflasche behandelt werden. Stacheln kann man mit einer (über dem Feuer) sterilisierten Segeltuchnadel oder der Pinzette eines Schweizer Armeemessers entfernen. Wie andere Verletzungen auch, können Stiche und Bisse sehr schwerwiegend sein, und manche können allergische Reaktionen hervorrufen. Eine Ausbildung in Erster Hilfe ist daher unabdingbar, und wenn Sie wissen, dass Sie auf bestimmte Giftstoffe allergisch sind, packen Sie immer entsprechende Medikamente ein.

DIE WICHTIGSTEN ASPEKTE DER KÖRPERHYGIENE

Körperhygiene ist nicht weniger wichtig als jede andere Art der Selbsthilfe. Wenn Sie sich regelmäßig waschen und Mundhygiene betreiben, erspart Ihnen das so manche unangenehme Situation.

HAARE UND HAUT

Weiße Asche aus dem Feuer ist ein brauchbarer Ersatz für Seife, und zum Waschen und Trocknen kann man Lappen aus Baumwolle verwenden, die man dann reinigen und erneut benutzen kann. Asche eignet sich auch als Trockenshampoo sowie als Puder für die Achselhöhlen, den Schritt und die Füße. Wenn Sie Ihre Kleidung waschen, werden abgestorbene Hautzellen entfernt, und wenn Sie sie anschließend über dem Feuer räuchern, werden Bakterien abgetötet; dadurch vermeiden Sie Schweißflechte und halten den Körpergeruch im Zaum.

MUND UND ZÄHNE

Falls Sie keine Zahnbürste dabei haben, behelfen Sie sich anders – aber verwenden Sie auf keinen Fall einen Zweig, um sich die Zähne zu putzen oder etwas aus den Zahnzwischenräumen oder dem Zahnfleisch zu entfernen. Dadurch ziehen Sie sich nämlich garantiert einen Holzsplitter ein, und dann haben Sie eine Menge mehr Probleme als nur ungeputzte Zähne. Sie können die Segeltuchnadel verwenden und, falls Sie ein Schweizer Armeemesser haben, den Zahnstocher, und Sie können sich die Zähne mit einem Stück Baumwolle abreiben, das Sie sich um einen Finger wickeln, und Holzkohle oder Asche als Zahnpasta benutzen.

FÜSSE UND NÄGEL

Wenn Sie dafür sorgen, dass Ihre Füße immer sauber und trocken sind, verringern Sie dadurch auch die Reibung beim Gehen. Um Ihre Füße in Topform zu halten, sollten Sie daher Ihre Schuhe und Socken regelmäßig mit einem nassen Baumwolltuch reinigen und mit Asche bestreuen. Wenn Ihre Nägel geschnitten werden müssen, erledigen Sie es sofort. Schieben Sie es nicht hinaus in der Hoffnung, dass es schon irgendwie gehen wird, denn auch ein kleiner Nagel kann auf einem kilometerlangen Marsch lästig werden und sogar zu einer offenen Wunde führen. Verwenden Sie zum Nägelschneiden am besten die Schere eines Schweizer Armeemessers. (Meine Empfehlung: das Modell *Outrider*.)

AUSSCHEIDUNGEN

Auch Ausscheidungen gehören zu einem Outdoor-Abenteuer und sollten nicht unberücksichtigt bleiben, wenn es um Körperhygiene geht. Verwenden Sie zum Abwischen niemals Blätter oder anderes Material von Pflanzen, außer Sie wissen genau, um welche Pflanze es sich handelt. Anderenfalls riskieren Sie Hautirritationen oder eine Kontaktdermatitis. Verwenden Sie Baumwolle; sie kann gewaschen und erneut benutzt werden.

HEILMITTEL AUS DER NATUR

Um ein ausgewiesener Kenner der Pflanzenheilkunde zu werden, muss man sich viele Jahre lang intensiv damit beschäftigen und praktische Erfahrungen sammeln. Aber wenn man in der Natur unterwegs ist, genügt es zu wissen, wie man Schmerzen lindert, wie man dafür sorgt, dass die Schwellung nach einem Spinnenbiss zurückgeht, oder wie man die Blutung stoppt, wenn man sich aus Versehen mit dem Messer geschnitten hat. Das Meiste, was Sie dafür brauchen, haben Sie wahrscheinlich in Ihrem Rucksack, aber auch in der Natur findet sich vieles, was für die medizinische Versorgung hilfreich ist.

Wenn Sie die Ressourcen der Natur gut kennen, können Sie viele davon als Ersatz für die Heilmittel verwenden, die Sie zu Hause im Badezimmerschränkchen stehen haben, und damit etwa Halsschmerzen behandeln, Kopfschmerzen, Muskelkater, Durchfall, Magenverstimmungen und Blähungen.

In diesem Abschnitt wird es jeweils um ein bestimmtes Symptom oder eine Behandlungsmethode gehen. Wenn Sie Magenschmerzen haben, wissen Sie vermutlich, warum. Sie sind hungrig, haben etwas gegessen oder getrunken, das Ihnen nicht bekommt, oder haben sich ein Virus eingefangen. Also geht es jetzt nur noch darum, die Symptome zu bekämpfen und zu lindern. Und dabei hilft Ihnen das Wissen über die Pflanzen der Region, in der Sie sich befinden.

Auch wenn Sie nur wenige Pflanzen kennen, können Sie damit schon eine Menge gesundheitlicher Probleme behandeln. Pflanzen bestehen hauptsächlich aus zwei Bestandteilen: Primärmetaboliten und Sekundärmetaboliten. Die Primärmetaboliten braucht die Pflanze für das

Wachstum, wie etwa die Kohlenhydrate und Ballaststoffe, die sie zu einem lebenden Organismus machen. Die Sekundärmetaboliten sind dagegen im heilkundlichen Kontext von Bedeutung, denn sie sorgen jeweils bei bestimmten Erkrankungen für Linderung. Diese Bestandteile verleihen einer Pflanze ihren Geschmack, sind dafür verantwortlich, ob sie giftig ist oder nicht, geben ihr Farbe und so weiter. Manche von ihnen sind Mineralien, die die Pflanze aus dem Boden aufgenommen hat. Sie sind die aktiven Stoffe im Pflanzenhaushalt.

Wenn man Pflanzen als Heilmittel verwenden will, hilft es, sich klarzumachen, wie sie auf den Körper wirken. Mit Pflanzen zu heilen bedeutet, ein Symptom mit pflanzlichem Material zu behandeln, das einen gegenteiligen Effekt auf das Gewebe hat. Im antiken Griechenland sprach man hier von den vier Primärqualitäten: feucht, trocken, kalt, heiß. Wenn man sich in einem heißen Zustand befindet, braucht man eine Pflanze, die kühlend wirkt, und so weiter. Gegensätze wirken ausgleichend.

GESCHMACK ALS INDIKATOR

Wenn Sie mit Pflanzen heilen wollen, müssen Sie mit den verschiedenen Geschmacksrichtungen vertraut sein. Ich will dafür einfache Begriffe verwenden. Die wichtigsten Geschmacksrichtungen sind adstringierend (trocken/zusammenziehend), sauer (kühl), gallig (verdorben), aromatisch (würzig/warm), schleimig (feucht, regt die Speichelproduktion an) und bitter (hinterlässt einen Nachgeschmack). Wenn Sie eine Pflanze korrekt bestimmt haben, wissen Sie auch, ob Sie sie gefahrlos in den Mund nehmen können. Der Geschmack liefert Ihnen Hinweise darauf, wie diese Pflanze bei äußerer oder innerer Anwendung wirkt.

Nehmen wir als Beispiel »adstringierend«. Wenn ich das Blatt einer Grünpflanze in den Mund nehme – etwa einer Goldrute – und mein Mund daraufhin trocken wird, dann kann ich daraus schließen, dass die Pflanze adstringierend wirkt. Vielleicht schmeckt sie auch leicht bitter oder gallig, aber entscheidend ist hier die trocknende Komponente. Eine Pflanze, die trocknend wirkt, eignet sich zur Behandlung feuchter Zustände wie etwa von Blutungen, einer laufenden Nase oder Durchfall. Manche Pflanzen wendet man äußerlich an, andere innerlich; daher ist es wichtig zu wissen, wie sie jeweils korrekt verwendet werden.

GÄNGIGE HEILPFLANZEN

Muss man sämtliche Pflanzen kennen, die in der Natur vorkommen, um die häufigsten Beschwerden erfolgreich zu behandeln? Natürlich nicht! Auch wenn Sie nur einige wenige der am weitesten verbreiteten Pflanzen kennen, können Sie einen Großteil der Verletzungen und Erkrankungen behandeln, die Ihnen möglicherweise begegnen. Und in der Regel hält man sich ja nur begrenzte Zeit in der Wildnis auf – da muss man (hoffentlich) keine Nierensteine ausleiten oder schwere Erkrankungen heilen!

Im Folgenden geht es um simple Behandlungsmethoden für all die kleinen Widrigkeiten, die die Freude am Leben in der Natur beeinträchtigen, wie etwa Magenverstimmung,

Kopfschmerzen, Halsschmerzen, Verstopfung, Zahnschmerzen, Schnitt- und Schürfwunden oder Verbrennungen.

Wegerich

Wegerich wächst bodennah, und sein hervorstechendstes Erkennungsmerkmal sind die dicken Adern auf der Unterseite der Blätter sowie die hoch aufragenden Schäfte, an denen die Blütenstände sitzen. Er dient zur Behandlung von Infektionen, wirkt gegen Gift, das unter die Haut gedrungen ist (etwa nach einem Insektenstich), oder bei vereiterten, durch Holzsplitter verursachten Wunden. Eine Salbe mit Wegerich hilft bei leichten Verbrennungen und Schürfwunden.

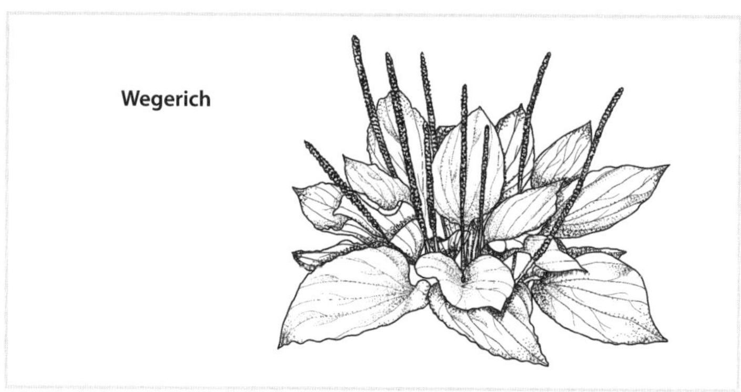
Wegerich

Löwenzahn

Löwenzahn ist bitter, wodurch er verdauungsfördernd wirkt, und kann auch als harntreibendes Mittel verwendet werden. Ein Aufguss aus getrockneter Minze und Löwenzahn beruhigt einen rebellischen Magen und lindert Durchfall. Außerdem eignet sich Löwenzahn gut als Kaffeeersatz.

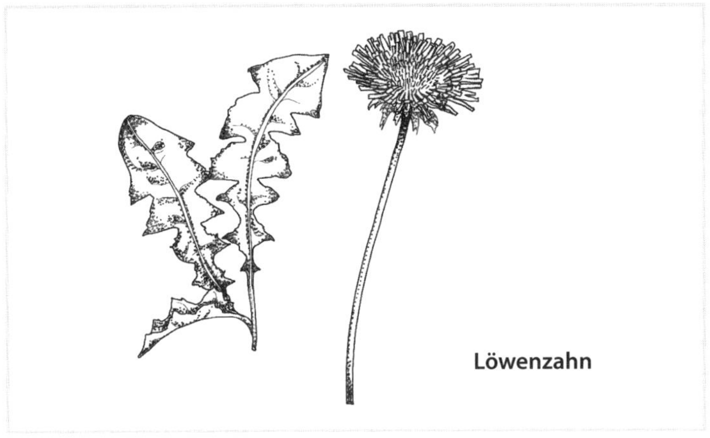

Löwenzahn

Moorveilchen

Das Moorveilchen blüht von Ende Februar bis Ende April. Es lindert die Symptome bei trockenem Gewebe, etwa bei trockenem, rauem Hals oder bei Husten. Außerdem reguliert es die Verdauung, hilft bei Völlegefühl, Blähungen und Verstopfung und wirkt leicht abführend.

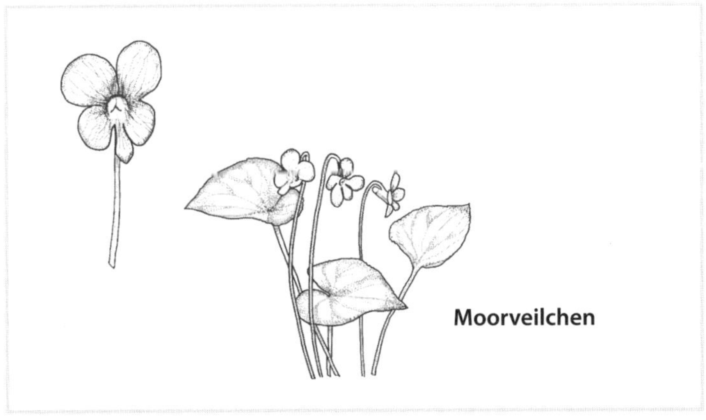

Moorveilchen

Beinwell

Beinwell hilft bei Kältezuständen, etwa bei Erkältung, Fieber, leichter Unterkühlung und Verstopfung. Er wirkt wärmend und anregend, in zu hohen Dosen jedoch abführend. Sein charakteristisches Merkmal ist der Stängel, der durch zwei gegenständige, lanzenförmige Blätter hindurchzuwachsen scheint.

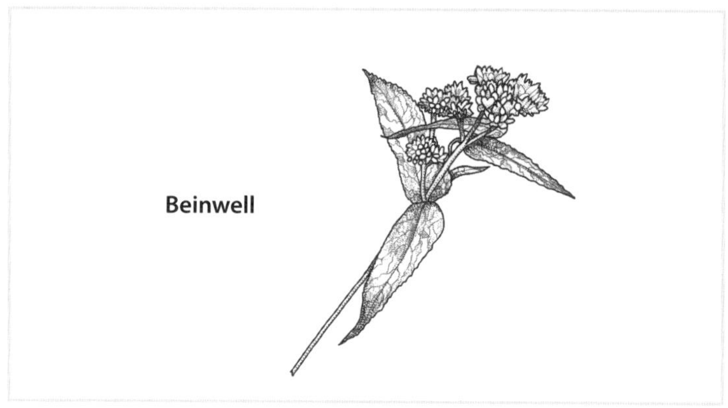

Beinwell

Springkraut

Die Blätter des Springkrauts enthalten Lawson, einen Stoff, der, wenn er als Salbe verwendet wird, nachweislich antihistaminische und entzündungshemmende Eigenschaften hat (nur zum äußeren Gebrauch geeignet). Springkraut wächst in großen Verbünden und blüht orangefarben.

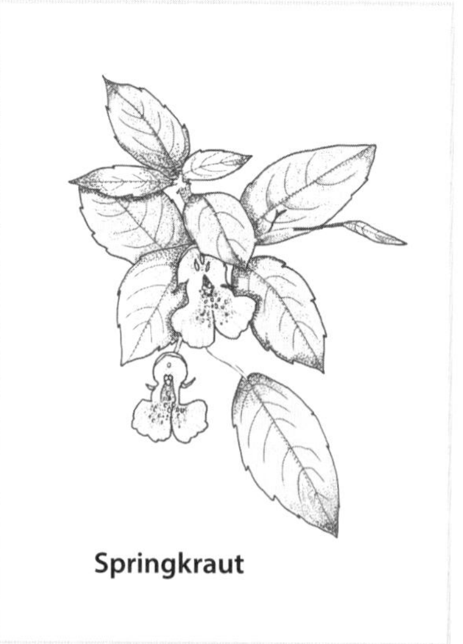

Springkraut

DIE ZUBEREITUNG PFLANZLICHER HEILMITTEL

In der Natur ist es am sinnvollsten, Heilpflanzen auf die simpelste Art zu verwenden. Alles, was Sie dazu brauchen, haben Sie in Ihrem Rucksack, also können Sie Heilpflanzen kinderleicht zubereiten und anwenden. Im Folgenden finden Sie einige der gängigsten Methoden.

- **Einfach essen!** Wenn Sie keine Zeit zur Zubereitung haben und die Pflanze innerlich anwenden wollen, essen Sie sie einfach. Vergewissern Sie sich zuvor, dass sie genießbar ist. Falls Sie zu viel von einer Pflanze essen, richtet das in der Regel keinen Schaden an. Wenn Sie wegen des Geschmacks nur wenig von einer Pflanze hinunterbringen, brauchen Sie vermutlich ohnehin nur eine geringe Dosis. Ihr Körper weiß das sehr genau. Hier verhält es sich anders als bei Tabletten, bei denen zwei Stück heilen und fünf Stück töten können.
- **Wickel mit Spucke.** Hierzu kauen Sie die Pflanze, sodass sie mit Speichel angefeuchtet wird, und bringen sie dann mit einem Verband auf die Wunde auf.
- **Aufguss.** Ein Aufguss wird wie Tee zubereitet. Gießen Sie heißes Wasser über die Pflanzenteile und lassen Sie das Ganze zugedeckt zehn bis fünfzehn Minuten lang ziehen.
- **Sud.** Einen Sud gewinnt man, indem man Wurzeln oder Rindenstücke in Wasser kocht und dieses anschließend abseiht. Eine Kochzeit von zehn bis zwanzig Minuten genügt, um den Sud ausreichend zu reduzieren. Sowohl ein Aufguss als auch ein Sud können zum Gurgeln verwendet oder getrunken werden.

- **Feuchter Umschlag.** Tauchen Sie ein Stück Stoff in einen heißen Aufguss oder einen Sud und legen oder wickeln Sie den Stoff auf die betroffene Hautstelle.
- **Spülung.** Für eine Spülung verwendet man ebenfalls einen Aufguss oder einen Sud und wäscht mit der Flüssigkeit die betroffene Stelle oder die Wunde.

Bushcraft-Tipp

Wenn Ihre Haut juckt, weil Sie mit einer Giftpflanze in Berührung gekommen sind, helfen Pflanzen und Bäume, die eine hohe Konzentration von **Tanninen** aufweisen. Diese Stoffe sorgen dafür, dass sich die Hautporen verengen, und treiben die Öle der Giftpflanze an die Hautoberfläche, wo sie leicht abgewischt oder neutralisiert werden können. Roteiche und Weißeiche sind reich an Tanninen, auch in den Blättern. Aus diesen Blättern kann man einen kalten Aufguss oder Tee zubereiten und diesen dann als Spülung verwenden. Verwenden Sie bei Juckreiz niemals warme Flüssigkeiten, denn dadurch werden die Beschwerden größer.

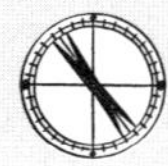

Kapitel 3

DER PROVISORISCHE UNTERSTAND

Zu den wichtigsten Fähigkeiten beim Survival gehört das Errichten eines Unterstandes, entweder, um sich gegen Wind und Wetter zu schützen, oder um möglicher Unterkühlung vorzubeugen. Auch in Notsituationen sollte man den Bau einer solchen Schutzvorrichtung beherrschen. Achten Sie darauf, in Ihrer Ausrüstung Material mitzuführen, das Sie dafür nutzen können, sodass Sie etwas haben, worauf Sie schlafen können, worin Sie schlafen können und worunter Sie schlafen können. Ein ordentlicher Unterstand hilft auch bei der Regulierung der Körpertemperatur (mehr dazu später in diesem Kapitel), vor allem in Verbindung mit offenem Feuer. Außerdem geht es in diesem Kapitel um die Wahl einer geeigneten Stelle für den Lagerplatz, denn die Machart eines Unterstandes hängt von etlichen Faktoren ab, wie etwa den vorhandenen Ressourcen, dem Gelände und der Möglichkeit, Feuer zu machen.

DIE FÜNF FAKTOREN BEI DER AUSWAHL DES LAGERPLATZES

Der Frage, wo man sein Lager aufschlägt, kommt eine entscheidende Bedeutung zu. Wenn Sie ein Basislager für einen längeren Aufenthalt errichten wollen, sollten Sie den Platz sorgfältig auswählen, um zu vermeiden, dass sich die in der Nähe befindlichen natürlichen Ressourcen früher oder später erschöpfen. Die folgenden fünf Punkte bilden eine einfache Checkliste mit den wichtigsten Punkten bei der Auswahl eines geeigneten Lagerplatzes.

HOLZ

Überprüfen Sie bei der Sichtung eines möglichen Lagerplatzes, wie leicht es möglich ist, dort ein Feuer zu unterhalten, und ob sich in der Nähe Material für ein Signalfeuer findet. Stellen Sie sicher, dass in der Umgebung ausreichend natürliche Ressourcen vorhanden sind; suchen Sie in einigen Metern Entfernung Material zusammen und tragen Sie es zum Lagerplatz, um im Notfall für ein paar Tage versorgt zu sein. Liegt ausreichend Totholz auf dem Boden, sodass Sie keine Bäume fällen oder Äste absägen müssen? Gibt es genug Zundermaterial, um ein Feuer zu entfachen, wie etwa trockenen Bast von Bäumen? Bei Kälte ist Holz besonders wichtig, weil Sie dann mehr davon brauchen, um sich in Nächten, in denen möglicherweise Frost herrscht, warm zu halten.

1 2 3 4 5 6 7 8 9

WASSER

Wenn Sie länger als ein paar Stunden in Ihrem Lager bleiben wollen, ist Wasser eines der wichtigsten Themen. Dann brauchen Sie eine nicht zu weit entfernte Quelle, aus der Sie Wasser schöpfen können. Diese Quelle sollten Sie sorgfältig auswählen; so ist zum Beispiel ein Fließgewässer besser geeignet als ein stehender Tümpel, und klares Wasser, das nicht aufwändig gefiltert werden muss, um Trübstoffe zu entfernen, ist im Notfall schneller verwendbar. Die Qualität des Wassers kann mit bloßem Auge kaum beurteilt werden, aber verfärbtes oder schmutziges Wasser sollten Sie nach Möglichkeit vermeiden.

WETTER

Das Wetter hat viele Aspekte – Regen, Schnee, Wind, Hitze und Kälte –, und Sie sollten sie alle berücksichtigen, wenn Sie einen Lagerplatz auswählen und ein **Tarp aufspannen**. Wenn das Wetter keine Auffälligkeiten aufweist, kann die vorherrschende Windrichtung ein Anhaltspunkt sein. Berücksichtigen Sie sowohl die aktuelle Wetterlage als auch die Prognosen. Wenn der Wind den Regen in Ihren Unterstand bläst, können die Nächte ziemlich ungemütlich werden, etwas Seitenwind kann dagegen durchaus erwünscht sein, damit bei niedrigen Temperaturen das Feuer über Nacht nicht ausgeht.

ABGESTORBENE BÄUME

Ein abgestorbener Baum, der noch steht, kann jederzeit zur Gefahr werden, nicht nur, wenn starker Wind geht. Dicke Äste können sich aus der Krone lösen und die Personen, die sich darunter befinden, verletzen oder töten. Daher sollten Sie darauf achten, dass Ihr Lagerplatz in sicherem Abstand zu solchen Bäumen liegt, und dabei genau abschätzen, wie weit jeder dieser Bäume reicht, falls er umstürzt. Achten Sie auch auf lebende Bäume, die bei extremen Wetterverhältnissen leicht brechen; Espen und Pappeln etwa knicken schnell bei starkem Wind. Behalten Sie also auch diese Gefahren im Auge.

TIERE

In freier Wildbahn gibt es zahllose Tierarten, die gehen, krabbeln oder schleichen, auf vier, sechs oder acht Beinen, oder ganz ohne Beine. Jedes Tier, vom Insekt bis zum Säugetier, kann Probleme bereiten. Errichten Sie Ihr Lager nie auf einem Tierpfad und halten Sie das Umfeld des Lagers immer sauber, um keine Insekten anzuziehen. Suchen Sie den Boden nach Nestern, Bauten und Höhlen ab und überprüfen Sie die Bäume auf Nestern von Bienen, Wespen und Hummeln. Manche Tiere werden von Lebensmitteln angelockt, weshalb Sie Ihre Vorräte möglicherweise an einem Ast aufhängen sollten, damit sie vor den Tieren sicher sind. Und denken Sie immer daran, sämtliche Nahrung, die Sie in einer gewissen Entfernung vom Lager finden, gründlich zu garen.

DIE FÜNF WICHTIGSTEN ASPEKTE DES SCHLAFPLATZES

Bei Planung und Bau eines Unterstandes gibt es eine Menge zu berücksichtigen. Dabei kommt es vor allem auf die folgenden fünf Aspekte an. Wie bereits erwähnt, ist die Regulierung der Körpertemperatur für das Überleben von entscheidender Bedeutung. Diese Tatsache sollte bei Ihren Überlegungen immer im Vordergrund stehen, und die Entscheidung für einen Schlafplatz sollte auch immer davon abhängen, inwieweit dort die Gefahr der Unterkühlung besteht.

WORUNTER?

Eine gute Überdachung ist entscheidend, um Regen, Schnee und Wind abzuhalten. Je nachdem, wie Ihr Unterstand konstruiert ist, sollte bei den meisten Wetterverhältnissen ein einfaches Tarp ausreichen.

Bushcraft-Tipp

Ein Notfall-Tarp kann auf zwei Arten verwendet werden: Mit der reflektierenden Seite nach unten nutzt es den Wärmeaustausch durch Konvektion, und mit der reflektierenden Seite nach oben weist es die Wärme der Sonne ab und sorgt so für Kühlung.

WORAUF?

Bei niedrigen Temperaturen brauchen Sie eine Unterlage, um zu vermeiden, dass Ihr Körper Wärme in die Erde abgibt. Wenn Sie einen mit Pflanzenmaterial gefüllten Baumwollsack verwenden, sollte er in zusammengedrücktem Zustand etwa zehn Zentimeter dick sein.

WORIN?

Wenn Sie sich einen Raum zum Schlafen bauen, in dem kein Wind geht, vermeiden Sie bei Kälte Luftumwälzung und den Abzug von Körperwärme.

ISOLIERUNG

Gute Isolierung fängt bei der Kleidung an. Bei Kälte ist Unterwäsche aus Merinowolle unerlässlich, und es spricht nichts dagegen, in voller Kleidung zu schlafen. Ihre Schuhe oder Stiefel sollten Sie in der Nacht jedoch ausziehen, weil sonst die Durchblutung gestört werden kann und Sie kalte Füße bekommen. Und wenn Ihre Schuhe wasserdicht sind, schwitzen Ihre Füße die ganze Nacht und werden ebenfalls zunehmend kälter.

LUFTDURCHLÄSSIGKEIT

Die Luftdurchlässigkeit von Materialien ist ein wichtiger Aspekt bei der Auswahl von Kleidung oder eines Schlaf- oder Biwaksacks. Luftdurchlässiges Material lässt Feuchtigkeit entweichen, sodass Sie morgens nicht durchnässt aufwachen. Wolle besitzt etwa diese Eigenschaft; daher ist Wollkleidung gut geeignet, auch in mehreren Schichten. Auch Wolldecken sind zu empfehlen, falls sie den Rucksack nicht zu schwer machen. Für Notfälle eignet sich dagegen leichtes Material besser, wie etwa Polarguard.

FÜNF ARTEN VON PROVISORISCHEN UNTERSTÄNDEN

Es gibt zahlreiche Möglichkeiten, einen Unterstand zu bauen. Bei der Entscheidung, welche Konstruktion für eine bestimmte Situation am besten geeignet ist, sind zahlreiche Faktoren zu berücksichtigen, wie etwa Wetter, Gelände, verfügbare Materialien oder die geplante Dauer des Aufenthalts. Die folgenden fünf Konstruktionen lassen sich leicht und relativ schnell errichten.

FLIEGENDES TARP

Von einem fliegenden Tarp spricht man, wenn keine Ecke des Tarps Kontakt mit dem Boden hat. Es wird dabei entweder über eine Firstleine gelegt oder an zwei Ecken aufgespannt; alle anderen Ecken sind mit Abspannseilen befestigt, die an Ankerpunkten festgebunden sind.

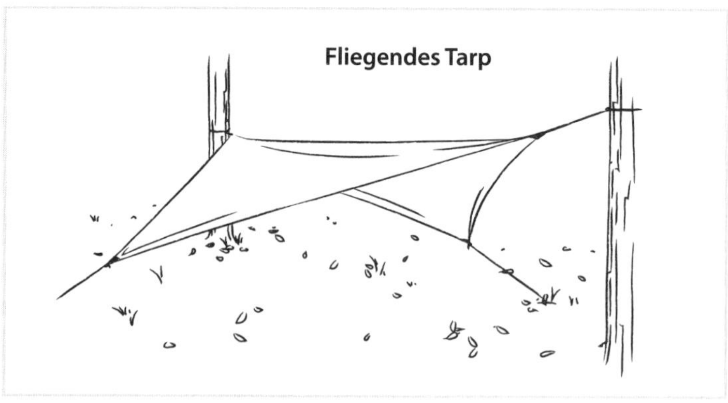

A-FÖRMIGER UNTERSTAND

Einen **A-förmigen Unterstand** errichtet man normalerweise, indem man einfach einen Pfahl horizontal zwischen zwei Bäumen befestigt und dann auf den Seiten im 45-Grad-Winkel dünne Stämme und Äste daranlehnt und Ranken und Schnittgut dazwischenklemmt (siehe Abbildung). Man kann diese Form aber auch mit einem Tarp bilden. Dazu legt man es über eine Firstleine (und befestigt es ggf. daran) und pflockt die vier Ecken im Boden fest. Auch eine Variante der A-Form (»Rautenform«) lässt sich mit einem Tarp herstellen (oder mit natürlichen Materialien, falls kein Tarp zur Verfügung steht). Dazu dreht man es auf der Firstleine um 45 Grad und befestigt die beiden gegenüberliegenden Ecken am Boden.

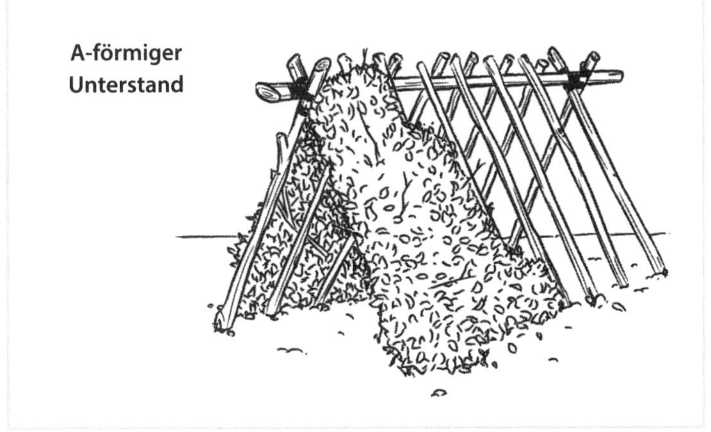

PULTDACH

Ein **Pultdach** errichtet man, indem man zwei nebeneinanderliegende Ecken des Tarps an den Enden der Firstleine befestigt und die anderen im Boden, sodass das Tarp in einem gewissen Winkel schräg steht. Von der Höhe, in der die Firstleine angebracht ist, hängt ab, wie viel Wärme sich unter dem Tarp hält.

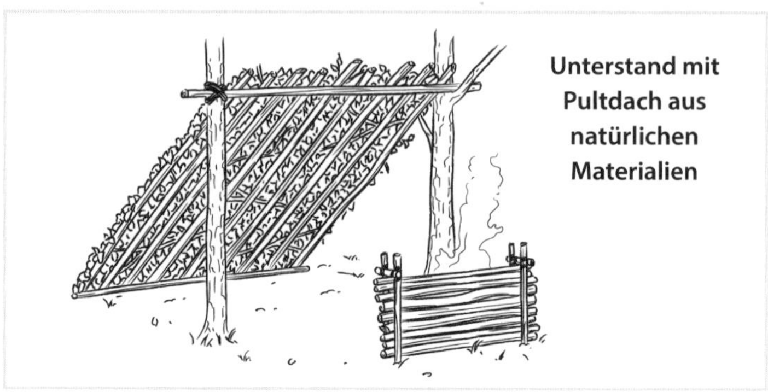

Unterstand mit Pultdach aus natürlichen Materialien

KEILFÖRMIGER UNTERSTAND

Für einen keilförmigen Unterstand faltet man das Tarp in Rautenform und bindet eine Ecke an einer Firstleine, einem Zweibein oder einem feststehenden Objekt wie etwa einem Baum fest. Die anderen drei Ecken werden im Boden festgepflockt. Auch hier entscheidet die Höhe darüber, wie viel Wärme sich unter dem Tarp sammelt oder daraus entweicht. Diese Konstruktion bedeckt eine größere Grundfläche, lässt aber noch Platz, um davor ein kleines, wärmendes Feuer zu entfachen.

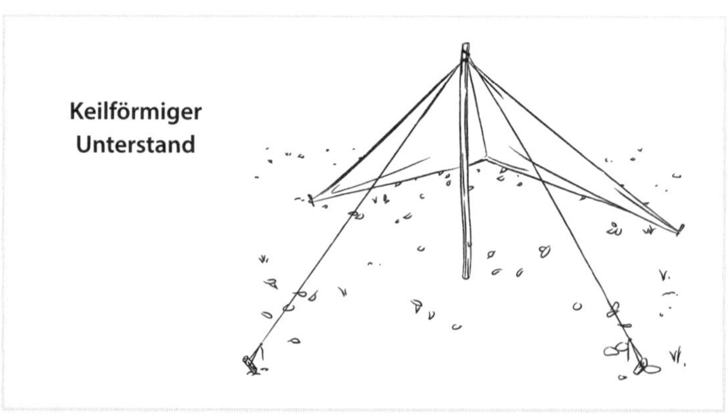

Keilförmiger Unterstand

ERHÖHTE SCHLAFSTATT

Um eine erhöhte Schlafstatt zu errichten, müssen Sie etwas Material zurechtschneiden und brauchen außerdem zwei große, 1,5 mm dicke Müllsäcke. Erst errichten Sie zwei große Dreibeine, dann schneiden Sie die Müllsäcke am unteren Ende auf. Anschließend stecken Sie Stangen durch die Säcke und befestigen dieses feldbettartige Lager an den Dreibeinen. Dann können Sie eine Rettungsdecke – so wie ein Tarp – an der Firstleine befestigen. Durch diese Konstruktion vermeiden Sie nicht nur den Kontakt mit dem Boden, sondern Sie können die Müllsäcke auch leicht mit Pflanzenresten füllen, was für eine gute Isolierung sorgt.

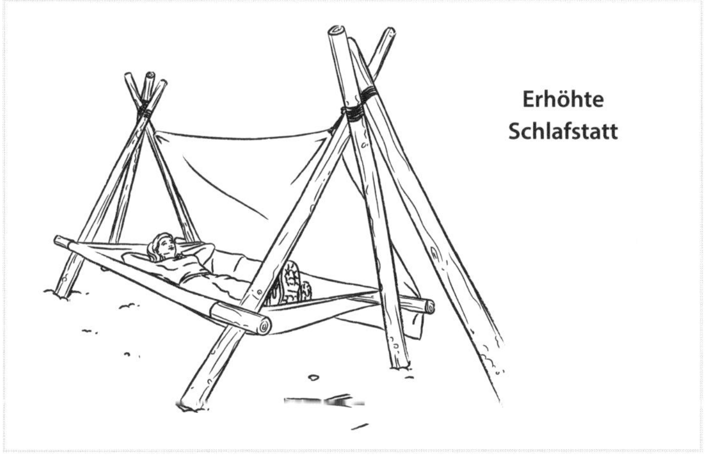

Erhöhte Schlafstatt

Bushcraft-Tipp

Die Unterschiede zwischen den einzelnen Bauformen kann man sich leicht merken: Fliegendes Tarp = keine Ecke am Boden; Pultdach = zwei Ecken am Boden; Keilform = drei Ecken am Boden; A-Form = vier Ecken am Boden.

DIE FÜNF WICHTIGSTEN DINGE FÜR EINEN PROVISORISCHEN UNTERSTAND

Manchmal muss man unverhofft einen Unterstand errichten – etwa wenn schlechtes Wetter droht. Daher sollten Sie immer die folgenden fünf Dinge im Gepäck haben. Mit ihnen können Sie jederzeit einen provisorischen Unterstand bauen, der Ihnen Schutz vor den Elementen bietet.

EINFACHE FIRSTLEINE UND ACHT MEHRZWECKSCHNÜRE

Als Firstleine empfehle ich eine zehn Meter lange Fallschirmleine (550er) mit einer 5 cm breiten Schlaufe an einem Ende (ein Überhandknoten genügt hier) und einem Stopperknoten am anderen. Daran sollten zwei Prusikschlaufen mit etwa 10 bis 15 cm Durchmesser festgebunden sein (mit denen man die Ecken des Tarps festknebeln und festzurren kann). Damit alles schnell zur Hand ist, packen Sie am besten sechs kleine Pflöcke dazu. Die acht Mehrzweckschnüre sind Miniaturversionen der Firstleine (ohne die Prusikschlaufen); man kann sie als Abspannleinen verwenden oder mit ihnen die Firstleine verlängern (entweder mit Schlaufe-Schlaufe-Verbindungen oder mit Schlaufe-Knebel-Verbindungen).

SECHS PFLÖCKE

Pflöcke mitzunehmen ist leichter, als sich darauf zu verlassen, dass am Lagerplatz entsprechendes Material vorhanden ist. Außerdem dauert es seine Zeit, brauchbare Pflöcke herzustellen – und möglicherweise müssen Sie Ihren Unterstand ja rasch aufbauen. Was für Pflöcke Sie mitnehmen, wird vom Gelände abhängen, von der Umgebung, der Jahreszeit und dem Gewicht der Pflöcke.

ZWEI MÜLLSÄCKE MIT 200 LITER INHALT

Die Müllsäcke sollten mindestens 1 mm, besser aber 1,5 mm dick sein. In Notsituationen kann man sie vielseitig verwenden, und in einem Unterstand kann man aus ihnen einen trockenen Abstandshalter zum Boden bzw. eine Matratze anfertigen, indem man sie mit Pflanzenmaterial füllt und mit Klebeband zuklebt. Wenn Sie eine erhöhte Schlafstatt errichten, sollten die Müllsäcke 1,5 mm dick sein. Im gefüllten und zusammengedrückten Zustand sollten sie zehn Zentimeter dick sein, um Wärmeverlust zu vermeiden. Im Notfall kann man Mülltüten auch als Regenponcho verwenden oder damit ein Tarp verlängern, den Rucksack schützen oder Feuerholz trocken halten.

WIEDERVERWENDBARE RETTUNGSDECKE (150 X 200 CM)

Was Rettungsdecken angeht, sollten Sie nicht die dünnen Modelle nehmen, die ganz klein zusammengefaltet werden können; sie halten nicht lange, und wenn Sie den Lagerplatz wechseln oder Ihren Unterstand neu bauen müssen, kann das problematisch werden. Eine 150 x 200 cm große Decke wiegt nicht viel, bietet aber für eine Weile Schutz (es sei denn, Sie sind außerordentlich groß).

ISOLIERENDE SCHICHT

Wie Sie für Isolierung sorgen, wird von den Wetterbedingungen abhängen sowie davon, wie viel Gepäck Sie tragen wollen. Es gibt zahlreiche Möglichkeiten, etwa Wolldecken, Poncholiner, Swagman Rolls oder ultraleichte Schlafsäcke. Eine solche isolierende Schicht ist Bestandteil einer Notfallausrüstung – also packen Sie nicht etwas ein, was Sie ohnehin schon im Rucksack haben. Aber auch für eine Tagestour brauchen Sie etwas Wärmendes, etwa einen Biwaksack oder auch einen leichten Poncholiner (ein vielseitig verwendbares Teil und ideal, wenn Sie ohnehin einen Poncho dabei haben). Auch die Jungle Blanket von Snugpak ist eine gute Wahl und wiegt nicht viel. Wenn Sie sich entsprechend anziehen und die passenden Sachen für alle Wetterlagen dabei haben, sorgt die Kleidung auf jeden Fall für eine gewisse Isolierung.

DIE WICHTIGSTEN FAKTOREN BEI DER REGULIERUNG DER KÖRPERTEMPERATUR

Wie bereits erwähnt, kommt der Regulierung der Körperkerntemperatur eine entscheidende Rolle beim Überleben in der Wildnis zu. Bei Kälte droht Unterkühlung, bei Hitze Überhitzung. Daher sollte man wissen, welche Faktoren die Körpertemperatur beeinflussen. Ein entsprechend konstruicrter Unterstand schützt vor Wärmeverlust und einer Entgleisung der Körpertemperatur.

KONDUKTION

Als Konduktion bezeichnet man den Verlust von Wärme infolge des Kontakts mit einem kalten Gegenstand oder einer kalten Oberfläche, wie etwa dem Erdboden. Damit Ihre Körperkerntemperatur nicht absinkt, sollten Sie an der Stelle, an der Sie schlafen, Konduktion vermeiden. Ein Schlafsack, Decken und andere isolierende Schichten wirken Wärmeverlust entgegen und halten die Körpertemperatur stabil.

KONVEKTION

Konvektion bedeutet, vereinfacht gesagt, das Zusammenspiel von aufsteigender warmer Luft und absinkender kalter Luft. Wenn also die warme Luft eines niedrigen Feuers auf einen Körper abstrahlt, steigt sie auf und warme Luft strömt nach, wodurch eine Art fortwährender Luftaustausch stattfindet – das ist Konvektion. Dieses Phänomen kann man sich zunutze machen, indem man das Lagerfeuer an einer Wand des Unterstandes macht und gegenüber eine Rettungsdecke aufspannt, die die Hitze reflektiert und dadurch einen Konvektionsstrom im Unterstand erzeugt.

WÄRMEABSTRAHLUNG

Hitzequellen wie die Sonne oder ein Feuer strahlen Wärme ab. Bei einem Feuer gilt das sogenannte Abstandsquadratgesetz. Es beschreibt, in welchem Maß die Wärme einer Hitzequelle mit zunehmendem Abstand abnimmt. Spürt man etwa in einem Abstand von einem Meter hundert Prozent der Wärme, so sind es in einem Abstand von zwei Metern nur noch fünfundzwanzig Prozent.

SCHWITZEN

Wenn wir schwitzen, passieren mehrere Dinge gleichzeitig. Wir verlieren Wasser, aber der Körper nutzt die Verdunstungskälte, indem er die Poren öffnet und so die Haut feucht hält. Wenn diese Feuchtigkeit nicht verdampfen kann und sich in der Kleidung sammelt, wird die Kleidung feucht, was bei Kälte zu einem Problem werden kann. In trockenen Regionen kann man sich diesen Prozess zunutze machen, indem man viel trinkt und so den Körper kühlt.

ATMUNG

Im Winter atmen wir kalte Luft von draußen ein und warme Luft aus unserem Inneren aus. Dieser Austausch kann auf lange Sicht zu einem Absinken der Körperkerntemperatur führen. Beim Atmen durch die Nase wird die Luft angewärmt, bevor sie das Körperinnere erreicht, und wenn man ein Baumwolltuch als Sturmmütze verwendet, hält das im Winter ebenfalls Feuchtigkeit und Wärme zurück.

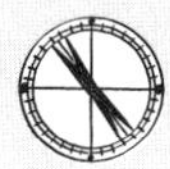

— Kapitel 4 —

DER UMGANG MIT FEUER

In den Augen vieler Waldläufer ist Feuer nach einem guten Messer die zweitwichtigste Ressource. Man braucht es, um bei kühlem Wetter Verletzungen zu vermeiden und um bei Kälte ganz allgemein ein gewisses Wohlbefinden im Lager zu schaffen. Mit Feuer kann man Wasser desinfizieren, Lebensmittel garen und haltbar machen, Heilmittel herstellen und Insekten fernhalten. Daher sollten Sie auch in einer Notsituation immer in der Lage sein, ein Feuer zu machen – das kann für Ihr Überleben entscheidend sein.

DIE FÜNF FAKTOREN BEIM FEUERMACHEN

Um ein ordentliches Feuer zu entfachen und zu erhalten, muss man verstehen, welche Faktoren dabei zusammenspielen. Hitze, Brennstoff, Sauerstoff, Brennbarkeit und Oberfläche sind hier die entscheidenden Aspekte. Sorgfältiges Vorgehen und das sorgfältige Aufschichten des Feuers tragen dazu bei, dass es dauerhaft brennt. Es kann nicht oft genug gesagt werden, wie wichtig ein verlässliches Feuer ist; und wenn Sie wissen, durch welche Faktoren ein Feuer entsteht, vermeiden Sie Verschwendung von Material und verlieren keine Zeit, falls es einmal ausgeht.

HITZE

Zum Entfachen eines Feuers ist immer irgendeine Hitzequelle erforderlich. Hitze ist die eine Seite im Dreieck des Feuermachens; die beiden anderen sind Brennstoff und Sauerstoff (mehr dazu später). Ohne Hitze kann kein Material entzündet werden. Hoch entflammbares Material wie etwa verkohlter Stoff geht bei etwa 430 °C in Flammen auf. Ein offenes Feuer ist weitaus heißer, ebenso die Funken eines Auermetallstabes. Auch Sonnenstrahlen, die durch ein fünffaches Vergrößerungsglas gelenkt werden, sorgen innerhalb kürzester Zeit für Temperaturen weit über 430 °C. Einfachere Methoden des Feuermachens, wie etwa mit Feuerstein und Stahl (wobei man mit einem Stein winzige Partikel aus Karbonstahl herausschlägt), lassen Funken entstehen, die die Schwelle von 430 °C erreichen, doch wegen der niedrigen Temperaturen braucht man sehr leicht brennbares Material wie etwa Kohle, um damit Flammen zu erzeugen. Je besser das Werkzeug geeignet ist und je heißer die Funken sind, desto weniger kommt es auf den Zunder an, den man zum Feuermachen verwendet.

BRENNSTOFF

Der Brennstoff ist das Material, von dem sich ein Feuer nährt und das es dabei verbraucht. Am Anfang sollte der Brennstoff weich und von geringer Menge sein. Ein Feuer entfacht man mit einem Zunderbündel oder einem **Vogelnest**, aber wenn das Feuer größer wird, braucht es einen Brennstoff, der länger hält, wie etwa **Kienspäne**. Und nach einer Weile braucht es einen dauerhafteren Brennstoff, etwa dicke Stöcke, Holzscheite oder ganze Stämme, je nachdem, was verfügbar ist und wie groß das Feuer sein soll. Welchen Brennstoff man verwendet, um ein Feuer zu entfachen, hängt von zahlreichen Faktoren ab: Wetter, Feuchtigkeit, verfügbares Anzündmaterial und so weiter. Manche Brennstoffe, wie etwa **Kienholz** von Kiefern oder Birkenrinde, enthalten ätherische Öle und beschleunigen dadurch die Entstehung von Feuer. Sie eignen sich besonders, wenn es nass ist, und sorgen dafür, dass feuchtes Anzündmaterial länger brennt. In der Regel sollte man für ein Zunderbündel oder ein Vogelnest lieber Bast verwenden, und kein Material wie etwa Gras, weil Bast bei feuchten Materialien nach dem Anzünden länger für eine offene Flamme sorgt.

SAUERSTOFF

Luftzufuhr ist für ein Feuer entscheidend; wenn man Material verkohlen will, wird diese Seite des Dreiecks des Feuermachens unterdrückt. Wenn einem Feuer von unten kontinuierlich Luft zugeführt wird, entsteht ein Luftzug nach oben (sog. **Venturi-Effekt**). Es ist immer besser, das Brennmaterial locker und ungeordnet übereinander zu legen, als es ordentlich aufzuschichten, denn dann ist es so dicht gepackt, dass die Flammen weniger Platz haben, um nach oben zu steigen. Heiße Luft steigt nach oben, und Luftzufuhr von unten beschleunigt diesen Vorgang. Um ein Feuer zu entfachen und zu erhalten, müssen Sie die drei Seiten des Feuerdreiecks im Griff haben und an die herrschenden Umstände und das vorhandene Material anpassen.

BRENNBARKEIT

Die Brennbarkeit eines Materials sagt etwas darüber aus, wie schnell es sich entzündet. Je dichter ein Material ist, desto langsamer fängt es Feuer. Je größer ein Stück ist, desto schwieriger lässt es sich zum Brennen bringen. Daher sind die drei wichtigsten Elemente beim Feuermachen Zunder, Anzündholz und Brennstoff. Man verwendet also zuerst Material, das sich leicht entzündet und schnell brennt, und dann solches, das sich nicht so leicht entzündet, aber deutlich länger brennt. Man braucht immer zunächst leicht brennbares Material, um ein Feuer in Gang zu setzen, und dann härteres Material, das nicht so stark, dafür aber länger brennt, um das Feuer am Brennen zu halten.

Bushcraft-Tipp

Sobald Sie Ihr erstes Feuer gemacht haben, sollten Sie schon an das nächste denken. Im Notfall müssen Sie möglicherweise die meisten Ihrer vorhandenen Ressourcen zum Feuermachen verwenden, wodurch Ihr Vorrat an Verbrauchsmaterialien schwindet. Sobald Sie das erste Feuer zum Brennen gebracht und die Notsituation entschärft haben – sich etwa aufgewärmt oder Wasser desinfiziert haben –, sollten Sie schon das nächste Feuer planen. Sie wissen nie, was die nächsten Stunden bringen werden: Das Feuer kann über Nacht ausgehen, sodass nur noch Asche übrig bleibt, oder der Regen verhindert, dass man es mithilfe von Kohlen wieder entfacht. Wenn Sie Material verkohlen, haben Sie zumindest etwas, mit dem Sie arbeiten können, und können so die Ressourcen schonen, die Ihnen noch zur Verfügung stehen. Zum Verkohlen gibt man natürliches Material wie etwa Baumwolle oder weiches, verrottetes Holz, wie man es oft im Inneren eines Baumes oder Stammes findet, in einen Behälter. Gut geeignet ist etwa eine Wasserflasche aus Edelstahl, auf die man dann eine Tasse steckt, sodass eine abgeschlossene Kammer entsteht, in die kein Sauerstoff eindringt. Dann stellt man die Flasche ins Feuer. Durch die starke Hitze verkohlt das Material. Der große Vorteil von verkohltem Material besteht darin, dass es sich schon durch einen kleinen, heißen Funken entzündet und ordentlich glüht, auch wenn der Zunder etwas feucht ist. Außerdem eignet es sich für jede Methode des Feuermachens. Dadurch können Sie Ressourcen sparen und müssen zum Beispiel offenes Feuer nur dann verwenden, wenn Sie es für einen anderen Notfall brauchen, etwa wenn Sie schnell ein Signalfeuer machen wollen.

OBERFLÄCHE

Die Oberfläche eines Objekts ist die Gesamtheit aller Flächen auf allen Seiten des Objekts. Material zum Entzünden eines Feuers sollte sich nach Möglichkeit in kleine Stücke brechen lassen, damit die Gesamtoberfläche möglichst groß ist. So lässt sich etwa der Bast (die Innenrinde eines Baumes) in Fasern trennen, die kaum dicker als ein Haar sind, und ein dickes Bündel dieser Fasern bietet eine große Oberfläche, auf der Funken landen können; außerdem verbrennen die dünnen Fasern rasch, sobald sie in Kontakt mit den Flammen kommen. Baumrinde, die ätherische Öle enthält, wie etwa Birke, hat dieselben Eigenschaften, und dünne Späne von Material wie etwa Kienholz sind weitaus besser geeignet als Splitter von anderem Holz.

FÜNF ARTEN DES ENTZÜNDENS

Die folgenden fünf Arten des Entzündens sind die wichtigsten, um ein Feuer zu entfachen. Sie sollten auf jeden Fall mehrere Methoden beherrschen, von den einfachen wie etwa dem Bogendrill bis zu jenen, die chemisch oder elektrisch funktionieren, und Sie sollten immer die entsprechenden Hilfsmittel und Geräte im Gepäck haben.

REIBUNG

Meiner Ansicht nach sind Methoden wie der Bogendrill oder das Drillen mit der Hand, um durch Reibung ein Feuer zu erzeugen, nur die letzte Wahl, auch wenn man hier durchaus eine gewisse Geschicklichkeit entwickeln kann. Wenn man nicht schon die entsprechenden Gerätschaften dabei hat, kann es problematisch sein, sich auf diese Methoden zu verlassen, und zwar wegen möglicher Materialknappheit, Feuchtigkeit, der eigenen Kräfte und so weiter. Dennoch sollten Sie diese Techniken einigermaßen beherrschen, denn vieles, was Sie dabei lernen – Auswahl und Verarbeitung des Materials oder Verschlankung von Prozessen –, können Sie auch in anderen Zusammenhängen verwenden.

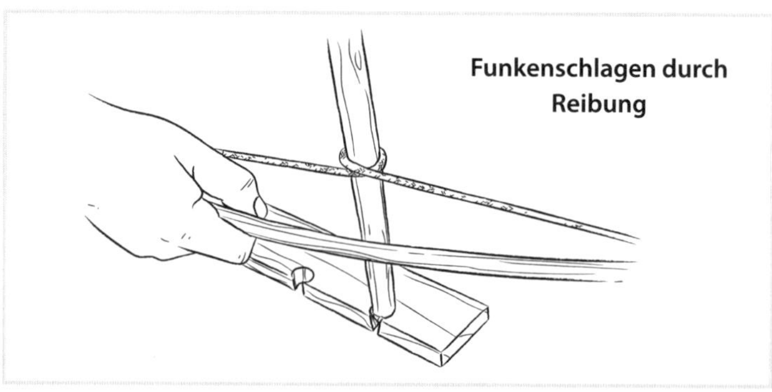
Funkenschlagen durch Reibung

ABSCHLAGEN

Funken können auch durch Abschlagen gewonnen werden. Dabei schlägt man einen Gegenstand, etwa einen Eisenkörper, in Streifhieben gegen einen anderen, härteren, wie etwa Feuerstein, Quarz oder Hornstein (Chert). Weil man für die Methode mit Feuerstein und Stahl verkohltes Material braucht, eignet sie sich gut für Menschen, die immer schon ans nächste Feuer denken. Wenn Sie sich in einer Region aufhalten, in der der Zunderschwamm *(Fomes fomentarius)* natürlich vorkommt (oder eine andere Pflanze, die sich durch Funken mit niedrigen Temperaturen entzünden lässt), brauchen Sie kein verkohltes Material. Aber auch diese Pflanzen können unterschiedlich leicht entzündlich sein, je nach ihrem Zustand oder dem herrschenden Wetter. Daher ist verkohltes Material fast immer das Beste. Auch diese Technik ist nicht ganz leicht zu erlernen, aber wenn Sie immer schon ans nächste Feuer denken sowie ausreichend Baumwolle im Gepäck haben, sollten Sie einigermaßen damit zurechtkommen.

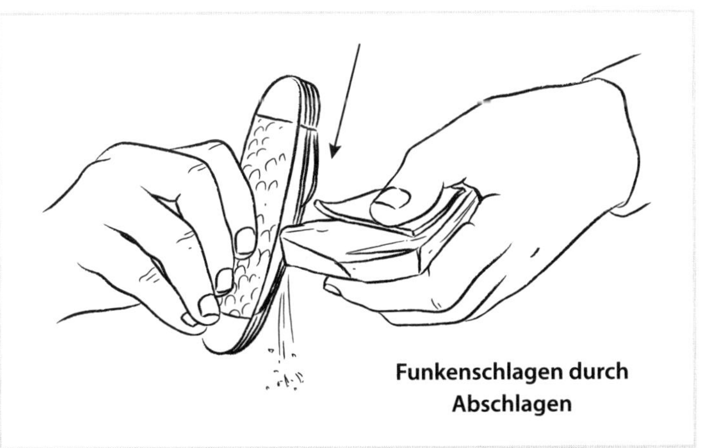

Funkenschlagen durch Abschlagen

SONNENSTRAHLEN

Das Funkenschlagen mithilfe der Sonnenstrahlen ist eine grundlegende Technik, die alle Waldläufer beherrschen sollten, und sei es nur, weil man sich hier eine erneuerbare und unerschöpfliche Energiequelle zunutze macht. Wenn man ein Vergrößerungsglas und verkohltes Material verwendet, kann man mithilfe der Sonnenstrahlen viele verschiedene Materialien entzünden. Ich nehme dazu am liebsten eine fest zusammengedrückte Kugel aus der verarbeiteten Rinde einer Pappel oder Zeder, bringe mithilfe der Hitze der Sonne einen Teil der Kugel zum Glühen und führe diese dann zu einem Vogelnest, das ich damit entzünde. Auch morsches Espenholz lässt sich auf diese Weise nutzen, wenn man es zuvor verkohlt. Um diese Methode nutzen zu können, muss man gut planen oder ganz bestimmte Ressourcen zur Hand haben.

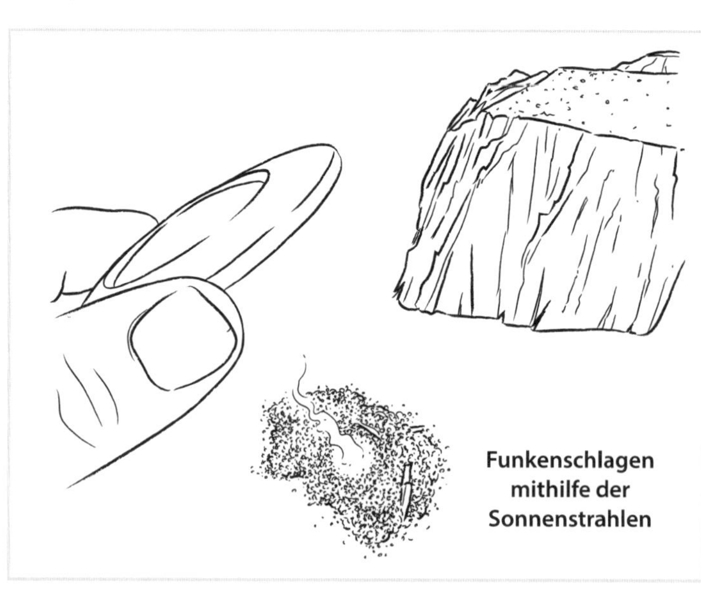

Funkenschlagen mithilfe der Sonnenstrahlen

CHEMISCHE REAKTION

Obwohl man auch jedes Holzfeuer als chemischen Vorgang beschreiben kann, soll es in diesem Abschnitt nur um flüssige Chemikalien gehen. Allerdings ist es nicht empfehlenswert, ein Feuer durch eine chemische Reaktion zu entfachen, denn die Chemikalien, die früher hierfür genutzt wurden (und die damals auch auf vielerlei Weise für Selbsthilfe verwendet wurden), gelten heute für bestimmte Zwecke sowie medizinische Anwendungen nicht mehr als geeignet, weshalb sie nicht mehr in Gebrauch sind. Daher sei hier nur gesagt, dass man immer dann von einem Feuer durch chemische Reaktion sprechen kann, wenn zwei Chemikalien vermischt werden und dadurch starke Hitze entsteht. Früher hat man dazu Kaliumpermanganat und Glycerin gemischt, falls man diese Stoffe im Erste-Hilfe-Set mitgeführt hat.

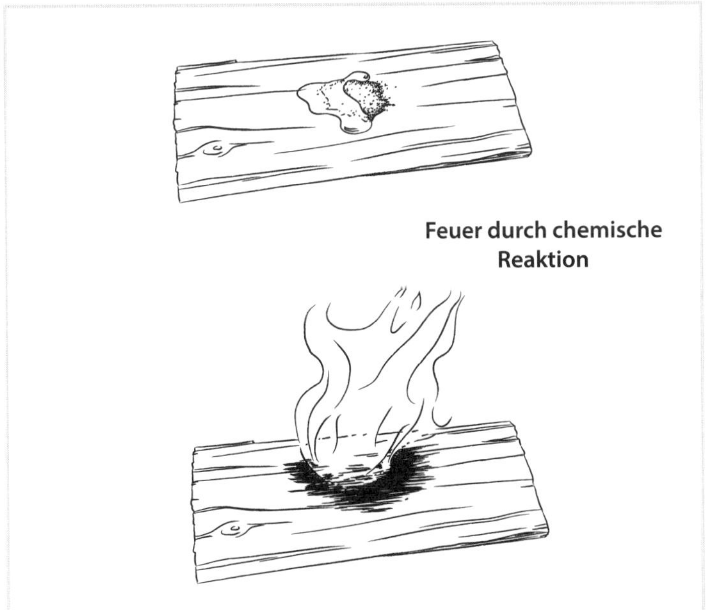

Feuer durch chemische Reaktion

1 2 3 4 5 6 7 8 9

ELEKTRISCHE ZÜNDUNG

Wenn ein Kurzschluss eintritt, entsteht an der entsprechenden Stelle des Stromkreislaufs Hitze. Das lässt sich ganz einfach erreichen, indem man den positiven und den negativen Pol einer Batterie miteinander verbindet. Damit Funken entstehen, die heiß genug sind, um etwa dünne Stahlwolle zu entzünden, sind mindestens drei Volt erforderlich oder zwei Batterien vom Typ AA oder AAA. Je höher die Spannung, desto eher gelingt es. Doch wie bei den anderen Methoden werden Sie auch hier keine Extraausrüstung (in diesem Fall Stahlwolle) mitnehmen wollen, und für eine normale Stirnlampe genügen Batterien mit niedrigerer Spannung. Eine elektrische Zündung auslösen zu können, ist in meinen Augen eine Fähigkeit für Fortgeschrittene, die allerdings im Grunde überflüssig ist, außer dass man damit sein Basiswissen erweitert. Falls Sie jedoch in einer Notsituation eine Autobatterie sowie Starterkabel dabei haben, können Sie im Handumdrehen ein Feuer machen, und wenn Sie dann noch ein bisschen Benzin haben … dann wird es wohl ein ordentliches Sonnwendfeuer.

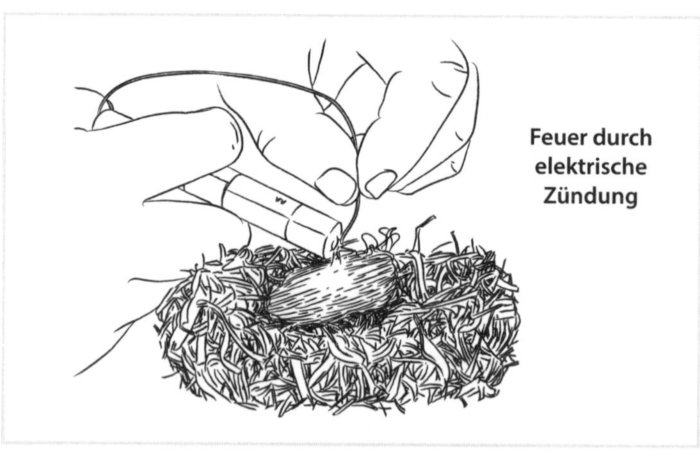

Feuer durch elektrische Zündung

FÜNF VERWENDUNGSARTEN FÜR FEUER

FEUER IST EINES DER WICHTIGSTEN Hilfsmittel, sowohl auf einem Survival-Trip als auch im gewöhnlichen Lagerleben. Man kann es unter anderem für folgende Zwecke nutzen:

KONTROLLE DER KÖRPERKERNTEMPERATUR

Eine der wichtigsten Rollen von Feuer in einer Notsituation ist die Regulierung der Körperkerntemperatur, und wenn sich nicht in vertretbarer Zeit ein Unterstand errichten lässt, kann Feuer vor Unterkühlung schützen, solange genug Brennmaterial vorhanden ist. Auch vieles von dem, was wir im dritten Kapitel besprochen haben, ist für die Regulierung der Körpertemperatur von Bedeutung, aber Feuer ist hierfür eine der wichtigsten Ressourcen.

DESINFEKTION VON WASSER

Grundwasser von Verunreinigungen zu befreien und trinkbar zu machen, ist eminent wichtig. Durch Abkochen werden die meisten Krankheitserreger abgetötet, Chemikalien und Schwermetalle werden dadurch jedoch nicht entfernt. In Höhen bis 1500 m genügt es, wenn das Wasser einmal sprudelnd aufkocht, um durch Wasser übertragene Krankheiten zu vermeiden.

KOCHEN

Eine der ältesten Arten, Feuer zu nutzen, ist das Kochen und Haltbarmachen von Lebensmitteln. Feuer ist unabdingbar für die Versorgung mit Lebensmitteln, sei es, um Nahrung aus Konservendosen zu erhitzen oder um Wild zu garen, das man auf der Jagd oder durch Fallenstellen erlegt hat. Wenn man Fleisch kocht – egal welche Sorte –, bleiben die meisten Nährstoffe erhalten. Außer das Fleisch zu essen, können Sie dann auch noch die Brühe trinken, die essenzielle Fettsäuren enthält. Und denken Sie immer daran: Feuer zum Wärmen, Kohlen zum Kochen. Lassen Sie das Feuer immer erst herabbrennen, sodass eine Kohlenschicht entsteht, auf der Sie kochen können.

VERKOHLEN

Wenn Sie immer schon ans nächste Feuer denken, sollten Sie stets verkohltes Material dabei haben, denn es lässt sich leicht zum Glühen bringen, und das nächste Feuer ist dann rasch entfacht. Verkohlen bedeutet, natürliches Material unter Ausschluss von Sauerstoff extrem zu erhitzen, ohne dass ein Verbrennungsvorgang einsetzt. Wenn es abgekühlt ist, entzündet sich solches Material auch an Funken, die eine niedrige Temperatur haben, wie etwa solchen, die man mit einem Feuerstein aus Stahl schlägt, an ein paar Funken aus einem Auermetallstab oder auch aus einem leeren Feuerzeug.

SIGNALGEBUNG

Ein Signalfeuer ist ein ideales Mittel, um vom Boden aus die Aufmerksamkeit von Luftrettungskräften auf sich zu ziehen. Ein Signalfeuer ist ein ganz normales Feuer – nur größer. Das Wichtigste dabei ist, für Luftzug nach oben zu sorgen, damit die Rauchfahne aufsteigt; also braucht das Feuer an der Unterseite ausreichend Sauerstoff. Beachten Sie beim Entzünden und Unterhalten eines Signalfeuers die üblichen Vorsichtsmaßnahmen. Wenn ein Signalfeuer außer Kontrolle gerät, kann es großen Schaden anrichten und Sie sogar in Lebensgefahr bringen.

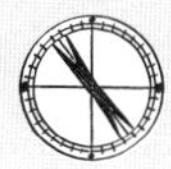

— Kapitel 5 —

WASSER-VERSORGUNG

DIE VERSORGUNG MIT WASSER IST eines der fünf Kernelemente bei einem Survival-Trip. Sie ist entscheidend dafür, dass der Körper gesund bleibt und funktioniert. Wer nicht ausreichend trinkt, kann weder wandern noch ein Lager errichten noch jagen oder Nahrung sammeln. Doch leider lässt sich eine ausreichende Wasserversorgung nicht einfach sicherstellen, indem man eine Quelle zur Verfügung hat. Jeder See, jeder Fluss und jedes andere Gewässer enthält gesundheitsschädliche Verunreinigungen. Wer in der Wildnis überleben will, muss wissen, wie man Wasser behandelt, damit man es gefahrlos trinken kann. Damit man seinen Körper in der Natur mithilfe der verfügbaren Methoden ausreichend mit Wasser versorgen kann, muss man vieles wissen und gut planen. Um das Wasser, auf das Sie stoßen, zu reinigen, brauchen Sie die erforderlichen Hilfsmittel und die nötige Ausrüstung. In diesem Kapitel erfahren Sie alles, was Sie wissen müssen, um in der Natur ausreichend hydriert und gesund zu bleiben.

FÜNF ARTEN DER VERUNREINIGUNG VON WASSER

Es gibt fünf Hauptarten von Verunreinigung, die Wasser ungenießbar machen. Um sie zu beseitigen, muss man je nachdem unterschiedliche Methoden anwenden. Für manche Schadstoffe braucht man bestimmte Filter, aber auch diese sorgen nicht immer für eine hundertprozentige Reinigung. Daher sollten Sie bei der Auswahl der Wasserquelle äußerst wählerisch sein (falls Sie überhaupt die Wahl haben). In diesem Kapitel wird beschrieben, wie Sie Wasser mit den Sachen aus Ihrer Ausrüstung desinfizieren können: durch Vorfiltern und anschließendes Abkochen.

Allerdings lassen sich mit dieser Methode nicht alle Probleme lösen; daher ist es so wichtig, bei der Auswahl der Wasserquelle sorgfältig vorzugehen. In einem Bericht der Weltgesundheitsorganisation heißt es: »Knapp fünfundzwanzig Prozent der Weltbevölkerung (2012: 1,8 Milliarden Menschen) verwenden durch Fäkalstoffe verunreinigtes Wasser. Dieses Wasser kann Bakterien, Protozoen und Viren enthalten, die beim Menschen eine Vielzahl von Krankheiten verursachen können, insbesondere Gastroenteritis.«

TRÜBUNG

Trübungen im Wasser sind keine leichte Aufgabe für die gängigen Filtersysteme, aber die meisten Leute wollen kein verschmutztes Wasser trinken. Außerdem sind die Schmutzpartikel ein Nährboden für Krankheitserreger; daher sollte trübes Wasser nach Möglichkeit gefiltert werden. Als groben

Filter kann man Baumwollstoff verwenden, den man beim Schöpfen über die Öffnung der Flasche legt. Ein Millbank-Filterbeutel (wie etwa die Brown Bag von Rupert Brown) filtert die Trübstoffe aus dem Wasser, macht es jedoch noch nicht trinkbar; es muss anschließend zusätzlich desinfiziert werden.

CHEMISCHE STOFFE AUS INDUSTRIE UND LANDWIRTSCHAFT

Chemikalien aus Industrieabfällen, Pestizide aus der Landwirtschaft, Schwermetalle und dergleichen können nicht durch simples Filtern und Abkochen aus dem Wasser entfernt werden. Es gibt einige Filter, die manche dieser Stoffe herausfiltern – etwa die der Marke Grayl –, aber wenn Sie keinen hochwertigen Filter haben, der chemische Stoffe rückstandslos herausfiltert, sollten Sie auf diese Art verunreinigtes Wasser nicht trinken.

MENSCHLICHE UND TIERISCHE BAKTERIEN

Wenn Sie in einer abgelegenen Gegend Grundwasser schöpfen, stellen Bakterien eine der Hauptgefahrenquellen dar. Durch Filtern und Abkochen kann man sie entfernen, aber man muss dabei unter Umständen auf die Dauer achten. In Höhen bis 1500 m reicht es zum Abtöten der Bakterien aus, wenn das Wasser einmal sprudelnd aufkocht. In höheren Lagen muss das Wasser länger abgekocht werden, weil es dann schon bei niedrigeren Temperaturen zu kochen anfängt. Als Faustregel kann gelten, Wasser vor dem Trinken zwei bis drei Minuten lang sprudelnd kochen zu lassen.

PROTOZOEN (KRYPTOSPORIDIEN UND GIARDIEN)

Wie die meisten Stoffe im Grundwasser, die Krankheiten verursachen können, sind auch Protozoen nicht mit bloßem Auge zu sehen. Um sie unschädlich zu machen, muss Wasser auf die gleiche Weise gefiltert und abgekocht werden, mit der man auch Bakterien abtötet.

VIREN

Die Weltgesundheitsorganisation schätzt durch Wasser übertragene virale Krankheitserreger als geringes bis hohes Gesundheitsrisiko ein. Sie können etwa zu Hepatitis führen, die meisten jedoch (z. B. Rotavirus, Norovirus) verursachen eine Gastroenteritis mit Durchfall, Magenkrämpfen, Erbrechen und Fieber. Einige Viren können aber auch schwerwiegendere Folgen haben. Indem man Wasser abkocht, kann man solche durch Wasser übertragenen viralen Krankheitserreger abtöten.

FÜNF EINFACHE METHODEN DER DESINFEKTION VON GRUNDWASSER

Wenn man in der Natur unterwegs ist, muss man immer nach Wasserquellen Ausschau halten, aber man muss auch wissen, wie man Wasser desinfiziert. Man kann es zum Beispiel filtern oder abkochen; für welche Methode man sich entscheidet, wird davon abhängen, welche Hilfsmittel man gerade zur Hand hat und wie stark das Wasser verschmutzt ist. Nicht desinfiziertes Wasser zu trinken, kann die Gesundheit gefährden.

GROBES FILTERN

Durch grobes Filtern werden nur größere Partikel entfernt, aber dennoch sollte das immer der erste Schritt sein. Dazu kann man Wasser zum Beispiel durch ein Halstuch abseihen, aber richtige Filter wie etwa ein Millbank-Filter sind deutlich effektiver und haben ein großes Fassungsvermögen. Diese Filter können nach dem Outdoor-Trip in der Maschine gewaschen und so lange verwendet werden, wie das Material hält.

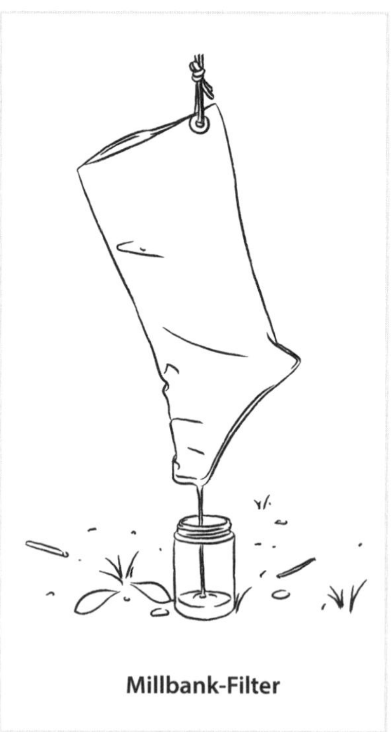

Millbank-Filter

ABKOCHEN

Durch Abkochen werden Krankheitserreger wie Bakterien und Viren abgetötet, aber keine Chemikalien oder Schwermetalle entfernt. Wenn Sie vermuten, dass das Wasser, das Sie geschöpft haben, solche Stoffe enthält, verwenden Sie einen Keramikfilter oder einen mit Aktivkohle.

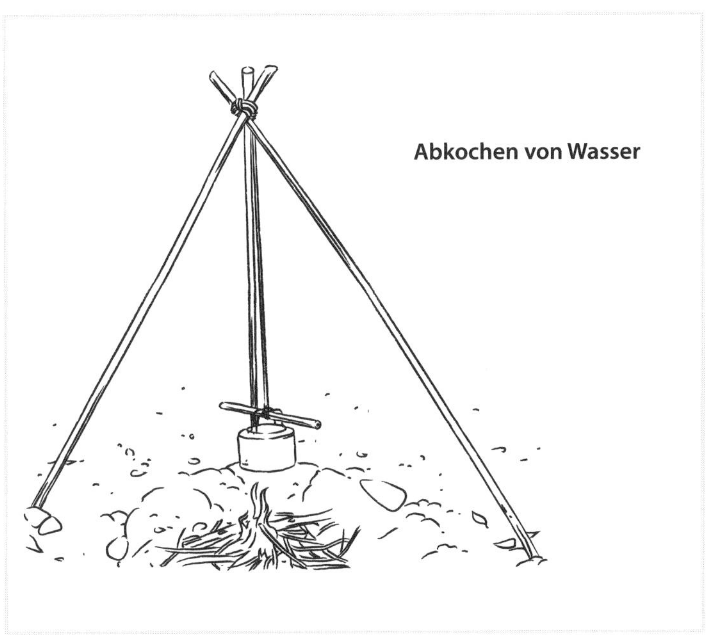

Abkochen von Wasser

MECHANISCHE FILTER

Mechanische Filter funktionieren auf unterschiedliche Arten: durch Pumpen, Durchdrücken oder Pressen (wie bei den Reinigungsflaschen von Grayl), und alle haben einen keramischen Filter oder einen mit Aktivkohle. Lesen Sie sich beim Kauf die Produktbeschreibungen genau durch, denn manche filtern mehr Stoffe heraus als andere, und manche filtern keine Viren heraus. Am sichersten ist es, das Wasser nach dem Filtern zusätzlich abzukochen, aber viele Filter beseitigen allein schon 99,9 Prozent der Schadstoffe.

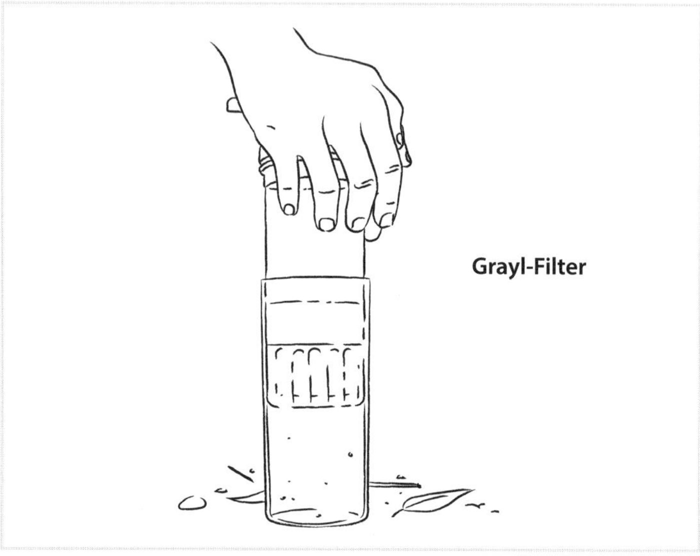

CHEMIKALIEN

Etliche Chemikalien machen bestimmte Schadstoffe ungefährlich, etwa reines Jod oder Chlordioxid (beides ist in Form von Tabletten erhältlich). Sie sollten sich aber darüber informieren, was genau diese Stoffe wirklich leisten und wie sie möglicherweise die Gesundheit beeinträchtigen. Dann können Sie entscheiden, ob Sie sie in Ihren Rucksack packen wollen.

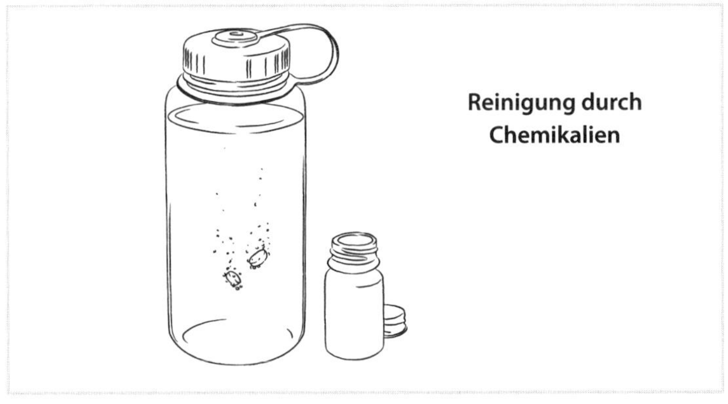

Reinigung durch Chemikalien

UV-LICHT

Geräte, die UV-Licht abgeben, wie etwa der SteriPEN, machen dadurch bestimmte Schadstoffe unwirksam, filtern aber weder Chemikalien noch die meisten Viren aus dem Wasser. Informieren Sie sich daher genau, bevor Sie ein solches Produkt verwenden. Wenn Sie glauben, dass das Wasser, das Ihnen zur Verfügung steht, einigermaßen sauber ist, kann UV-Licht eine gute Option sein.

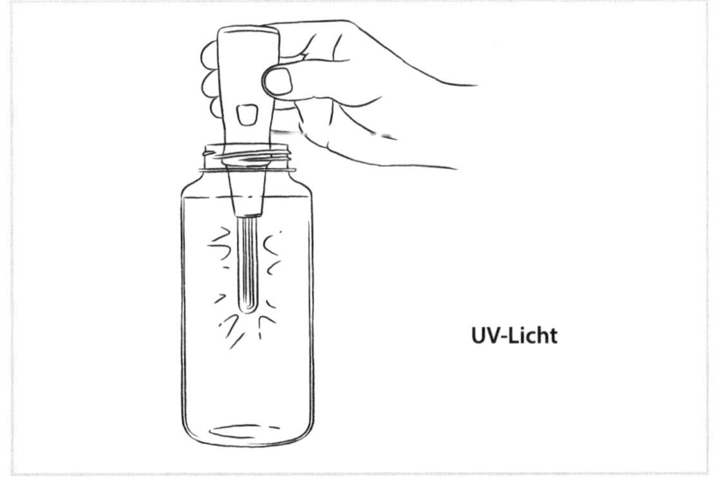

UV-Licht

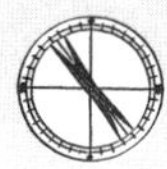

Kapitel 6
NAVIGATION

Gute Kenntnisse in Sachen Navigation sind in einer Notsituation eine große Hilfe. Entscheidend ist dabei, dass Sie wissen, wie Sie einen bestimmten **Kurs** halten. Wenn Sie keine gerade Linie verfolgen können, müssen Sie auf Hilfe warten, denn selbst wenn Sie noch in der Lage sind zu gehen, riskieren Sie in diesem Fall, sich zu verirren. Im Folgenden wird es nicht um die Grundlagen der Navigation gehen, sondern um das Wissen, das man braucht, um die eigenen grundlegenden Fähigkeiten zu erweitern. Die Grundlagen werden nur zusammenfassend dargestellt.

DIE FÜNF WICHTIGSTEN ASPEKTE BEIM NAVIGIEREN MIT DEM KOMPASS

Es gibt zahlreiche Gründe, auf Trips in die Natur einen Kompass mitzunehmen, und sie sind nicht so nahe liegend, wie man vielleicht glauben könnte. Manche Leute glauben, man bräuchte einen Kompass hauptsächlich, um die Marschrichtung festzulegen, aber das stimmt nicht – das geht auch mithilfe der Sonne. In erster Linie braucht man einen Kompass, um auf einer geraden Linie zu gehen und **Abweichung vom Kurs** zu vermeiden. Außerdem ist er eine große Hilfe bei der Orientierung in der Wildnis.

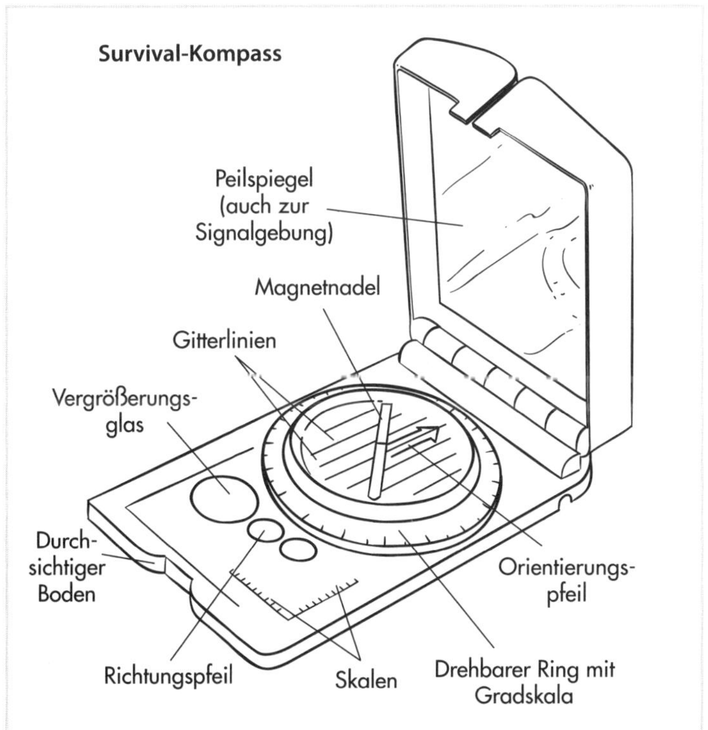

ABWEICHUNG VOM KURS

Wir alle weichen normalerweise vom Kurs ab – wenn wir nicht ein bestimmtes Ziel anvisieren, folgen wir keiner geraden Linie. Ist das Ziel außer Sicht, weicht unser Körper immer nach links oder nach rechts ab. Diese Tendenz kann durch etliche Faktoren noch verstärkt werden, wenn etwa ein Bein länger als das andere ist, der Rucksack nicht gleichmäßig gepackt ist oder der Weg über eine Hügelflanke führt. Die meisten Menschen haben eine natürliche Neigung entweder nach links oder nach rechts, und es lohnt sich, sich damit zu beschäftigen, wozu der eigene Körper tendiert, für den Fall, dass man in der Wildnis einmal exakt geradeaus gehen muss.

DER MAGNETISCHE NORDPOL

Jede Kompassnadel zeigt zum magnetischen Nordpol und nicht zum geografischen Nordpol. Wenn Sie den Kompass nicht zusammen mit einer Landkarte verwenden, um eine Route zu planen, brauchen Sie diese magnetische **Missweisung**, die aus dem Unterschied zwischen dem magnetischen Nordpol und dem geografischen Nordpol resultiert, nicht zu berücksichtigen. Der Orientierungspfeil auf dem drehbaren Ring ist das entscheidende Element des Kompasses, das Ihnen hilft, bei der Navigation eine Abweichung vom Kurs zu vermeiden. Hält man den Kompass in Marschrichtung und steht der Pfeil direkt unter der Nordspitze der Magnetnadel, dann kann man den Kurs halten, indem man darauf achtet, dass Pfeil und Nadel ihre Positionen behalten.

Bushcraft-Tipp

Die Kompassnadel zeigt immer nach Norden. Wenn Sie den Ring so drehen, dass der Orientierungspfeil und die Nadel übereinanderliegen, können Sie vorne am Kompass Ihren Kurs ablesen. Wenn Sie dann beim Gehen darauf achten, dass die Nadel immer auf dieselbe Stelle auf dem Ring zeigt, halten Sie Ihren Kurs und gehen eine gerade Linie.

BOCKSPRINGEN

Wenn Sie während des Gehens stets auf den Kompass schauen, kann das möglicherweise gefährlich werden. Dann müssen Sie Bockspringen. Dazu visieren Sie ein nahe gelegenes Objekt an, das genau auf Ihrem Kurs liegt und das auf dem Weg dorthin nicht außer Sicht gerät. Sobald Sie das Objekt erreicht haben, suchen Sie sich das nächste, das auf demselben Kurs liegt, und gehen dorthin, und dann immer so weiter, bis Sie Ihr Ziel erreicht haben. Sobald Sie diese Technik über eine längere Entfernung sicher beherrschen, können Sie sich fortgeschritteneren Methoden der Navigation zuwenden.

KURS

Der Kurs ist die Ziffer zwischen 0 Grad und 359 Grad, die vorne am Kompass steht, wenn die Nadel auf die Markierung »Nord« auf dem Ring zeigt. Wenn Sie sich nicht selbst ein Zielobjekt aussuchen, sondern Ihnen ein Kurs vorgegeben wird, stellen Sie die entsprechende Ziffer nach vorne und drehen sich dann um die eigene Achse, bis die Nadel auf »Nord« steht. Jetzt haben Sie den gewünschten Kurs eingeschlagen.

UMKEHRKURS

Wenn Sie die Orientierung verlieren, sollten Sie als Erstes versuchen, zu dem letzten Punkt zurückzukehren, dessen Koordinaten Sie kennen. Wenn Sie einem bestimmten Kurs folgen, orientieren Sie sich dazu einfach an der Stelle auf dem Kompassring, der Ihrem Kurs diametral gegenüberliegt; diese markiert den Umkehrkurs. Stellen Sie diese Ziffer nach vorn, drehen Sie sich um die eigene Achse, bis die Nadel auf »Nord« steht, und folgen Sie dem neuen Kurs, bis Sie die gewünschte Stelle erreichen. Eine etwas kompliziertere Methode, um diesen entgegengesetzten Kurs zu finden, besteht darin, dass man vom eigentlichen Kurs 180 Grad abzieht oder sie hinzurechnet. Liegt der Kurs bei weniger als 180 Grad, rechnet man 180 hinzu; liegt er bei über 180, zieht man 180 ab. Dann hat man den Umkehrkurs.

FÜNF FORTGESCHRITTENE METHODEN DER NAVIGATION MITHILFE EINER KARTE

Neben dem Kompass ist eine Landkarte ein wichtiges Hilfsmittel, um sich in der Wildnis zu orientieren und sie zu durchwandern. Wenn Sie wissen, wie man eine Karte und andere Hilfsmittel richtig benutzt, können Sie im Voraus Ihre Route planen, sie unterwegs verändern und in einem Maß für Ihre Sicherheit sorgen, wie es ohne diese Fähigkeiten nicht möglich ist.

DEKLINATION

Vereinfacht gesagt, ist Deklination die Abweichung zwischen dem magnetischen Norden auf einem Kompass und dem Norden in einem Koordinatennetz. Wie groß sie jeweils ist (Angabe in Grad), ist in der Legende jeder Karte verzeichnet, und sie kann, je nach Ihrem Standort, nach Osten oder Westen gehen. Wenn sich an Ihrem Kompass die Deklination einstellen lässt, müssen Sie diese Einstellung entsprechend der Karte vornehmen, um beides gemeinsam zur Navigation verwenden zu können.

AUSRICHTEN DER KARTE AUF DAS GELÄNDE

Wenn Sie die Deklination eingestellt haben, müssen Sie noch, bevor Sie mit dem Kompass auf der Karte eine Route festlegen oder das Gelände vor Ihnen mit der Karte zur Deckung bringen können, die Karte ausrichten. Legen Sie sie dazu auf eine plane Oberfläche (wo es keine magnetischen Interferenzen gibt) und stellen Sie den Kompass in eine Ecke der Karte. Drehen Sie den Kompassring, bis die 360 oben steht, und drehen Sie dann die Karte, bis die Kompassnadel auf »Nord« steht (weil Sie die Deklination eingestellt haben, wird das nicht bei 360 Grad sein). Jetzt ist die Karte auf das Terrain ausgerichtet.

SCHRITTZÄHLUNG

Indem Sie Ihre Schritte zählen, können Sie ermitteln, welche Strecke Sie zurückgelegt haben. Das ist vor allem dann wichtig, wenn Sie wissen, wie weit es zu Ihrem Ziel ist, aber Sie können so auch herausfinden, wie weit Sie innerhalb eines bestimmten Zeitraums gehen können. Die meisten Menschen legen pro Stunde etwa drei Kilometer zurück – außer wenn sie es eilig haben oder das Gelände unwegsam ist; an dieser Zahl können Sie sich orientieren, um abzuschätzen, wie lange Sie ungefähr unterwegs waren. Wenn Sie Ihre Schritte zählen, kommen Sie schnell in die Hunderte und Tausende und verlieren leicht den Faden. Alternativ können Sie Steine von einer Tasche in die andere stecken oder Zählkügelchen verwenden, die auf einer Schnur aufgereiht sind, ähnlich wie bei einem Abakus. Dazu müssen Sie zunächst ermitteln, wie viele Schritte Sie brauchen, um hundert Meter zurückzulegen. Sie können einen Durchschnittswert errechnen, indem Sie es in verschiedenen Geländeformen ausprobieren sowie bergauf und bergab und dabei den gepackten Rucksack tragen, den Sie auch auf Ihren Trip mitnehmen wollen. Sobald Sie eine Zahl ermittelt haben, können Sie sie anwenden: Machen Sie die entsprechende Zahl an Schritten und verschieben dann ein Kügelchen (oder nehmen einen Stein von einer Tasche in die andere, oder welche

Methode Sie auch anwenden). Das machen Sie insgesamt zehn Mal – dann wissen Sie, dass Sie einen Kilometer zurückgelegt haben. Auf einer zweiten Schnur können Sie die Kilometer zählen (die meisten Sets haben vier, sodass man bis zu fünf Kilometer messen kann).

WEGMARKEN

Eine Wegmarke ist so etwas ähnliches wie die letzte Stelle, deren Koordinaten man kennt, nur dass eine Wegmarke errichtet wird, bevor man die Stelle verlässt, um das Gelände zu erkunden und das weitere Vorgehen zu planen. Zu diesem Zweck bindet man am besten etwas, das sofort ins Auge fällt (etwa eine orange Kufiya) an ein Objekt am Wegesrand. Solange Sie dieses Signal im Auge behalten, können Sie in alle Richtungen gehen, um den neuen Kurs zu bestimmen.

KARTENLESEN (ROUTENPLANUNG)

Wenn Sie Landkarten lesen können und schon im Vorhinein mögliche Routen identifizieren, haben Sie es leichter, wenn Sie dann wirklich im Gelände sind. Die folgenden Informationen über Karten werden Ihnen dabei helfen, aber es erfordert schon etwas Übung, bis man sich das zweidimensional Abgebildete auch dreidimensional vorstellen kann. Wenn Sie in der Lage sind, Gebiete auszumachen, die relativ eben sind und wo es wenig Gefahrenzonen gibt, kommt das Ihrer Routenplanung deutlich zugute.

Die fünf Farben einer Karte

Die Farben einer Karte sind der erste Hinweis auf bestimmte Merkmale des Geländes sowie bestimmte Geländearten, insbesondere in Verbindung mit bestimmten Eigenschaften des Geländes.

- Rot = Hauptstraßen
- Schwarz = Nebenstraßen und Wege (manchmal gepunktete Linien)
- Braun = Höhenlinien und Höhenangaben
- Blau = Gewässer
- Grün = Vegetation; je dunkler das Grün, desto dichter die Vegetation

Die fünf wichtigsten Geländeformen

Die Höhenlinien auf der Karte zeigen die Steigung des Geländes an; je näher sie beieinander liegen, desto steiler ist das Gelände. Auf den meisten Karten steht der Zwischenraum zwischen zwei Linien für zwanzig Meter, also steht jede Linie für zwanzig Meter Steigung oder Gefälle. Die Zahl, die bei Bergkuppen steht, gibt die Höhe in Metern über Normalnull an. Eine Landkarte ist ein zweidimensionales Abbild einer dreidimensionalen Wirklichkeit. Dies kommt in Umrisslinien und Höhenlinien zum Ausdruck.

Bergkuppe

Eine Bergkuppe ist der höchstgelegene Punkt einer Anhöhe. Sie bietet die Möglichkeit des Rundumblicks.

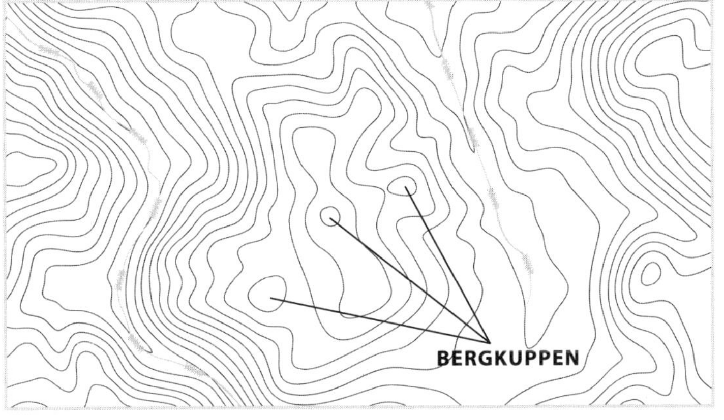

Bergkuppen auf einer Karte

Sattel

Ein Sattel ist ein tiefer gelegener Einschnitt zwischen zwei Bergkuppen. An diesen windgeschützten Stellen kann man gut ein Lager aufschlagen, ohne Höhenmeter einbüßen zu müssen.

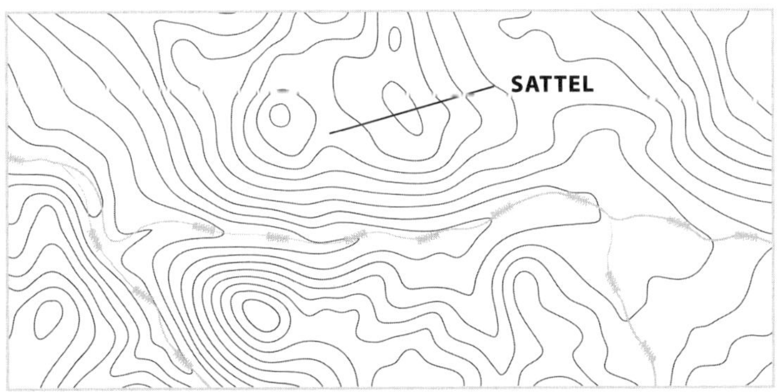

Ein Sattel auf einer Karte

Höhenzug

Ein Höhenzug ist eine Reihe nebeneinanderliegender Bergkuppen. In solchem Gelände kommt man zu Fuß gut voran.

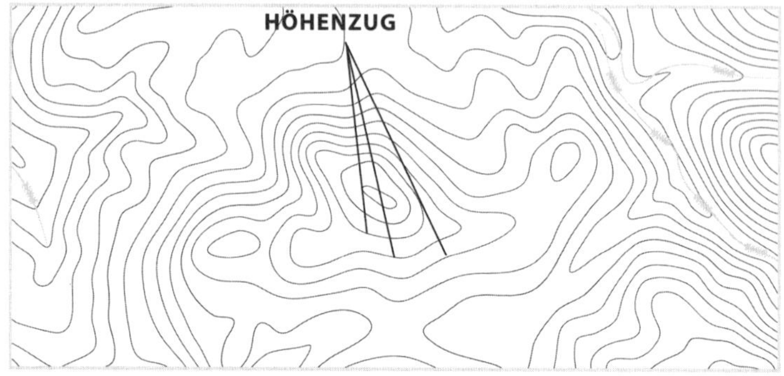

Ein Höhenzug auf einer Karte

Taleinschnitt

Ein Taleinschnitt ist eine Senke zwischen zwei Höhenzügen. Hier sammelt sich abfließendes Wasser, weshalb man hier oft auch nicht in der Karte verzeichnete Bäche findet. Und die Chancen auf eine erfolgreiche Jagd sind hier oft hoch.

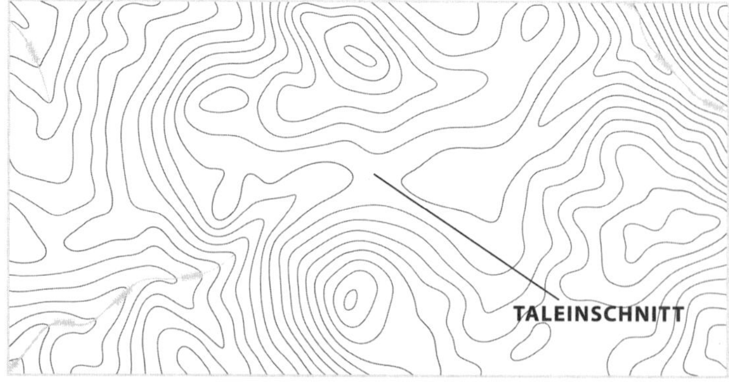

Ein Taleinschnitt auf einer Karte

Rinne

Eine Rinne ist ein enger, tiefer Einschnitt zwischen zwei Höhenzügen. Auf Karten werden Rinnen durch u-förmige oder v-förmige Höhenlinien markiert.

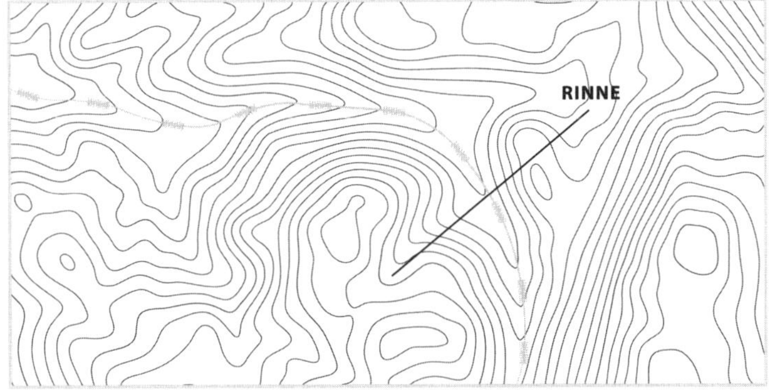

Eine Rinne auf einer Karte

Fünf weitere Geländeformen

Wenn Sie zusätzlich zu den bereits genannten Darstellungsarten von Geländeformen auch noch die folgenden kennen, werden Sie die Region, in die Sie aufbrechen wollen, noch besser verstehen. Es ist wichtig, sich vorstellen zu können, wie eine Gegend in Wirklichkeit aussieht, und die folgenden fünf Aspekte werden Ihnen dabei helfen.

Senke

Eine Senke ist ein Geländeabschnitt, der tiefer liegt als seine Umgebung.

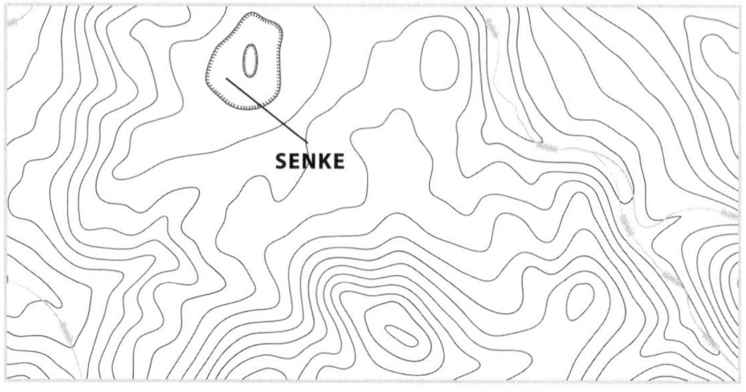

Eine Senke auf einer Karte

Sporn

Ein Sporn ist ein kurzer Höhenkamm, der aus einem anderen, höheren hervorragt.

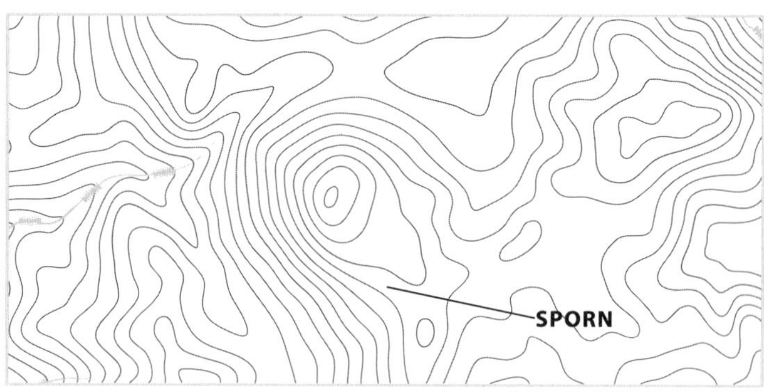

Ein Sporn auf einer Karte

Steilwand

Eine Steilwand ist ein vertikal abfallender Geländeabschnitt.

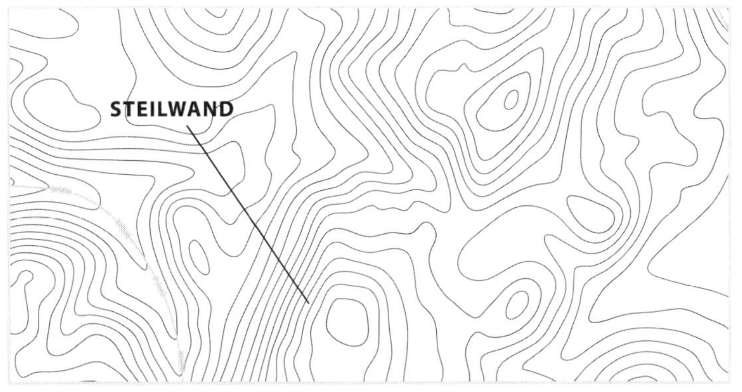

Eine Steilwand auf einer Karte

Einschnitt

Ein Einschnitt ist ein von Menschen geschaffener Korridor in höherer Lage, durch den eine Bahnstrecke oder eine Straße verläuft.

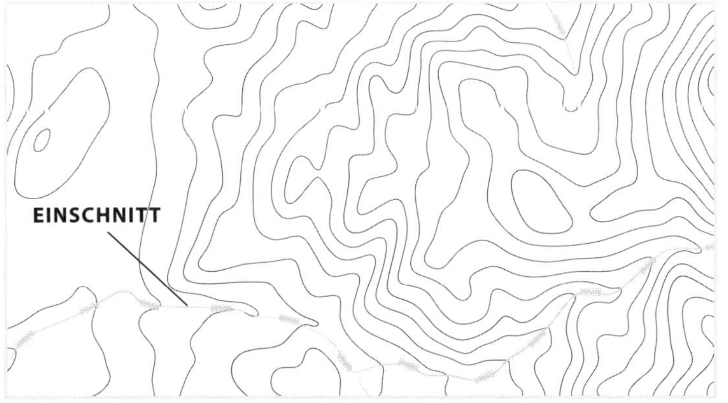

Ein Einschnitt auf einer Karte

Aufschüttung

Von einer Aufschüttung spricht man, wenn ein niedrig gelegener Geländeabschnitt durch Aufbringen von Material dem Höhenniveau seiner Umgebung angepasst wurde.

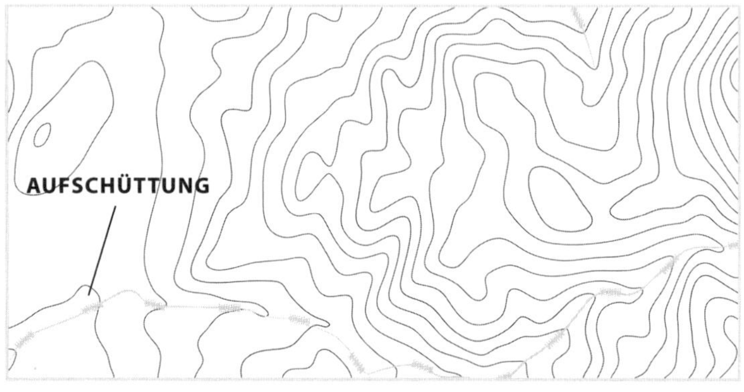

Eine Aufschüttung auf einer Karte

FÜNF WEITERE NAVIGATIONSTECHNIKEN

Wenn Sie gelernt haben, Karten zu lesen, können Sie bestimmte Techniken anwenden, die Ihnen die Orientierung erleichtern.

HARTE GRENZE

Harte Grenzen sind Linien, die senkrecht zu Ihrer Marschroute verlaufen und die Sie daher nicht überschreiten sollten. Ein Bach kann etwa eine solche harte Grenze sein, aber auch ein Fluss, ein ausgetrocknetes Flussbett oder eine Bahnstrecke. Eine solche Grenze muss nicht unbedingt direkt an Ihrem Ziel liegen, aber doch so nahe, dass Sie wissen: Wenn Sie darauf stoßen, haben Sie Ihr Ziel verfehlt.

GELÄNDER

Geländer sind linear verlaufende Erscheinungen im Gelände, an denen Sie sich – wenn sie parallel zu Ihrer Marschroute liegen – orientieren können. Das kann etwa ein Bachbett sein, eine Hügelkette, ein Fluss oder eine Bahntrasse. Mithilfe eines Geländers können Sie ein Ziel ansteuern, ohne einem bestimmten Kurs auf dem Kompass folgen zu müssen.

DANEBEN ZIELEN

Diese Technik wendet man meist an, wenn man eine Stelle auf einer bestimmten Linie (Weg, Fluss etc.) erreichen will. Man verändert den Kurs absichtlich um ein paar Grad nach links oder rechts, sodass man dann, wenn man auf die Linie trifft, sicher weiß, in welche Richtung man gehen muss, um den Zielpunkt zu erreichen.

RETTUNGSKURS

Ein Rettungskurs hilft Ihnen, wenn Sie sich verlaufen haben. Wenn Sie den Kompass auf diesen Kurs ausrichten, führt er Sie an eine bekannte Stelle zurück. Nehmen wir an, Sie gehen Richtung Norden, und östlich von Ihnen verläuft ein Fluss, an dem Sie nicht entlanggehen wollen und den Sie auch nicht als Geländer nutzen. Wenn Sie sich nun verlaufen, wissen Sie, dass ein vom Fluss aus nach Westen verlaufender Kurs Sie zurück auf Ihre Route bringt. Von dort aus können Sie diesen Kurs als Ausgangspunkt nehmen, um Ihren Kurs neu zu bestimmen oder zurück zu Ihrer Route zu gelangen.

ZIELPUNKTE

Zielpunkte sind markante Stellen im Gelände, die auf dem Weg zu Ihrem Endziel liegen und die Sie leicht anvisieren können, wie etwa ein See, eine Wegkreuzung, eine Geländeformation oder eine auffällige Veränderung des Terrains. Mithilfe solcher Punkte lassen sich Kontrollpunkte leicht und rasch erreichen, ohne dass man den Kurs überprüfen muss. Sobald Sie sich einem Zielpunkt nähern, können Sie langsamer gehen und Ihren Kurs anpassen und sodann Ihr Endziel ansteuern.

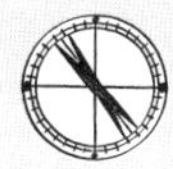

Kapitel 7

KNOTEN, SCHLAUFEN UND SCHNÜRE

WENN SIE KNOTEN BINDEN KÖNNEN, können Sie in der Wildnis ziemlich viel bewerkstelligen. Sie können einen Unterstand bauen. Sie können Werkzeuge und Geräte für Ihr Lager herstellen. Sie können große Mengen Holz und Vorräte transportieren. Sie können Angelschnüre und Tierfallen herstellen. Wenn Sie die entsprechenden Techniken kennen und beherrschen, müssen Sie weniger Ausrüstung einpacken und haben zahlreiche Möglichkeiten, mit dem zu arbeiten, was das Land Ihnen bietet. Die Knoten und Schlaufen, die in diesem Kapitel vorgestellt werden, sind die Grundlage für die sichere Verwendung von Schnüren und Seilen. Es gibt eine Unzahl von Knoten; im Folgenden werden nur wenige besprochen, die allerdings vielseitig verwendbar sind.

DIE FÜNF WICHTIGSTEN KNOTEN

WENN SIE NUR KURZE ZEIT vorausplanen, ist es sinnvoll, mit Ressourcen sparsam umzugehen, und das gilt auch für die Schnüre, die Sie dabei haben. Daher sollten Sie Knoten und Schlaufen verwenden, die Sie ohne großen Aufwand wieder lösen können, um die Schnüre wiederzuverwenden. Im Folgenden werden mehrere Knoten beschrieben, mit denen Sie in kurzer Zeit fast alles herstellen können, was Sie brauchen.

MARLSPIEKERSCHLAG

Der Marlspiekerschlag ist ein besonders vielseitiger Knoten. Ursprünglich wurde er verwendet, um Knebel oder Stäbe an Seilen zu befestigen und diese leichter festzurren zu können. Aber seiner Verwendung sind keine Grenzen gesetzt. In einem Camp in der Natur kann er unter anderem folgenden Zwecken dienen:

- Einen Rucksack oder eine Jacke aufhängen
- Einen Topf über dem Feuer aufhängen
- Abspannleinen an Zeltheringen befestigen
- Verschnürungen oder Strickleitern festzurren (mit einem entsprechenden Stock)

Wenn Sie diesen Knoten einmal beherrschen, werden Sie ihn so häufig verwenden wie keinen anderen. Wenn man ihn ohne Knebel oder Stab zusammenzieht, wird er ein Seilspannerknoten, mit dessen Hilfe man eine Firstleine festziehen kann.

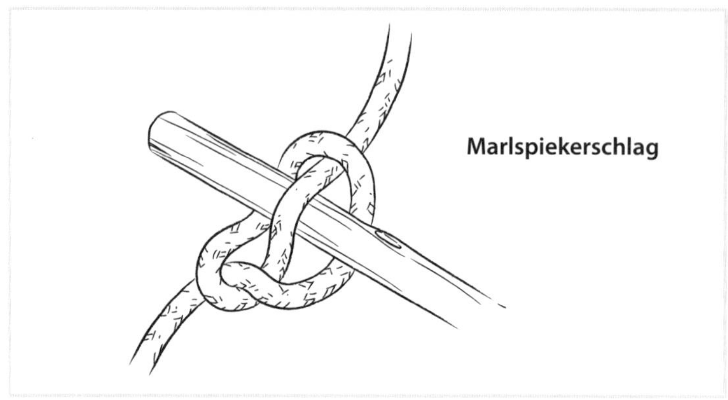

Marlspiekerschlag

PALSTEK

Es gibt viele Gründe, in das Ende einer Schnur eine Schlaufe zu binden, die man dann im Lager spontan verwenden kann. Der Palstek ist fast so stabil wie das Seil, in das er geknüpft ist, und er lässt sich leicht wieder lösen, selbst wenn große Zugkraft auf ihm lastet. Er gehört zu den wichtigsten Knoten, und um ein Seil an einem Gegenstand zu befestigen, verwende ich (mit Ausnahme einer einfachen Schlaufe) sonst keine anderen Schlaufen.

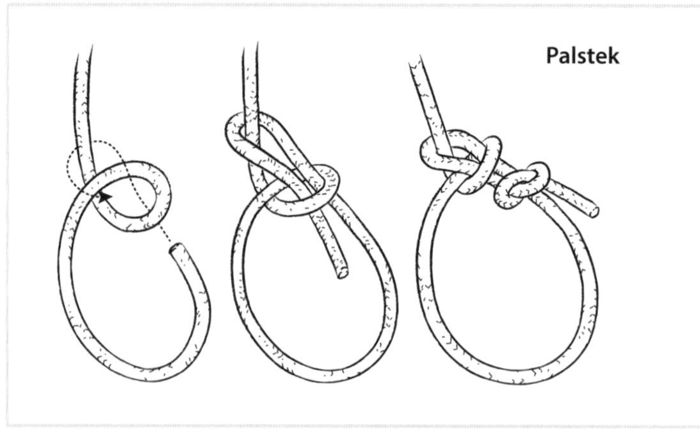

Palstek

HALBER SCHLAG

Der Halbe Schlag erfüllt viele Funktionen; man kann damit etwa einen Befestigungsknoten vorübergehend sichern, Objekte verzurren oder – mit zwei langen Stangen und ein paar passenden Sprossen – eine Leiter herstellen. Wenn man nur eine Schlaufe durchzieht und nicht das ganze Seilende, lässt er sich leicht wieder lösen. Wo es möglich und sicher ist, sollte man diesen Knoten verwenden.

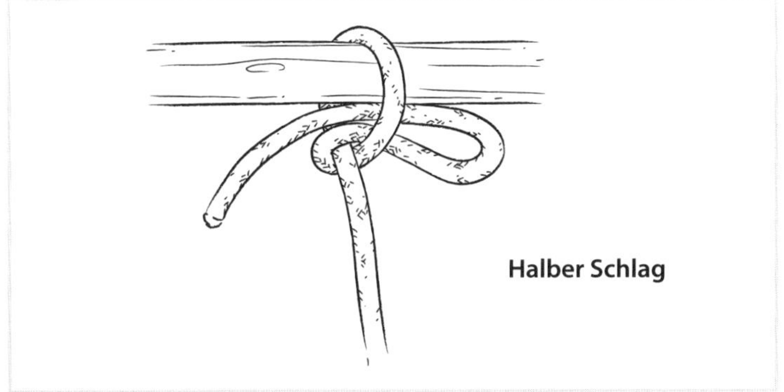

Halber Schlag

PRUSIKKNOTEN

Dieser Knoten eignet sich besonders, um an einer Schnur eine Schlaufe zu befestigen, die verschiebbar sein, sich aber unter Zug festziehen soll. Ich verwende diesen Knoten zur Befestigung des Tarps an der Firstleine, aber er kann auch als Sicherheitsschlaufe dienen, wenn man ein Seil hinaufklettern oder ein Gewässer mit starker Strömung durchqueren will.

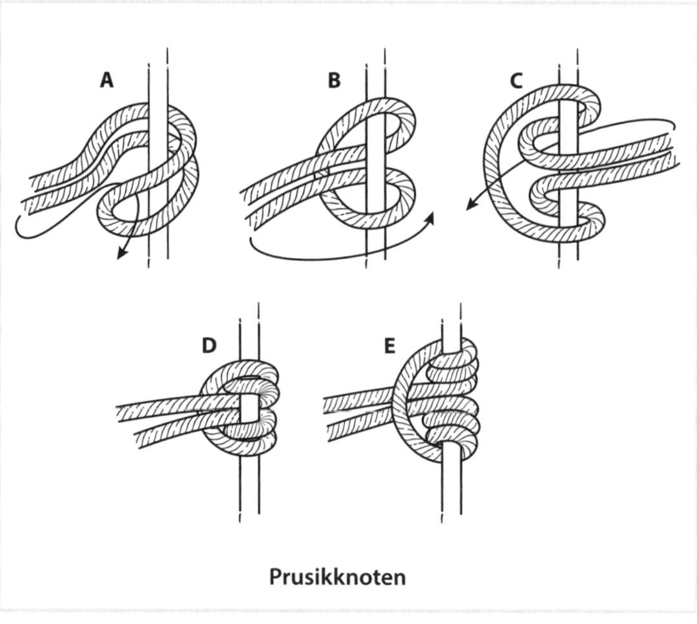

Prusikknoten

FISCHERKNOTEN

Dieser Knoten ist nützlich, wenn man zwei Schnüre oder Seile miteinander verbinden will. Unter Belastung zieht er sich zusammen, aber man kann ihn auch leicht wieder lösen und die Schnüre wiederverwenden. Man kann ihn auch verwenden, um die Länge einer Halskette zu variieren. Ich verwende ihn, um Prusikknoten zu knüpfen.

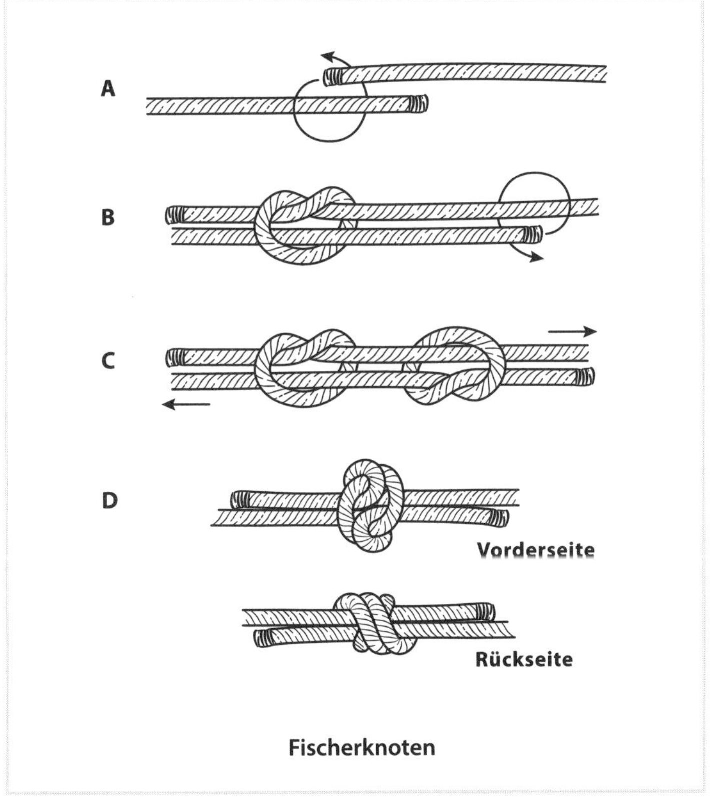

Fischerknoten

FÜNF WEITERE KNOTEN

Auch die folgenden fünf Knoten sind vielseitig verwendbar. Weil man in der Praxis viele verschiedene Knoten verwendet, sollte man die einzelnen Kategorien kennen. Ein Knoten ist eine Verwicklung in einer einzigen Schnur. Ein Festmacherknoten dient dazu, ein Seil an einem Gegenstand festzubinden. Ein Verbindungsknoten verbindet zwei Seile miteinander. Von Verzurren spricht man, wenn zwei Gegenstände aneinandergebunden werden.

DOPPELTER ÜBERHANDKNOTEN

Der Doppelte Überhandknoten ist ein Stopperknoten und wird in das Ende eines Seils geknotet. Dadurch wird das Seilende wuchtiger und schwerer, was von Vorteil ist, wenn man das Seil werfen will. Außerdem ist er ein belastbarer Stopperknoten, der verhindert, dass das Seilende durch eine Öffnung rutscht.

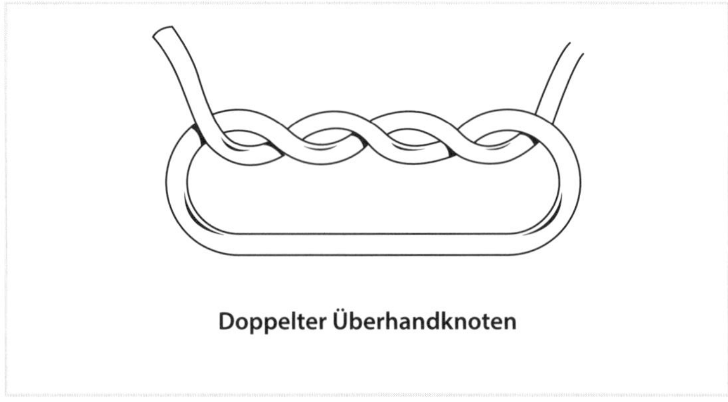

Doppelter Überhandknoten

SLIPKNOTEN

Der Slipknoten wird verwendet, um ein Seil zu spannen, und kann auch als Karabiner dienen. Er lässt sich leicht lösen, sodass man das Seil erneut verwenden kann.

KREUZKNOTEN

Der Kreuzknoten eignet sich gut, um zwei Seile miteinander zu verbinden. Er wird geknüpft, indem man zwei Schlaufen miteinander verbindet. Man kann ihn für ein provisorisches Netz verwenden.

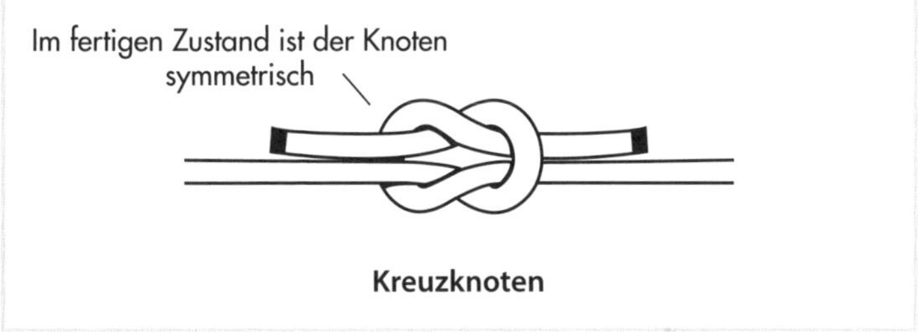

Kreuzknoten

SCHOTSTEK

Der Schotstek eignet sich hervorragend zur Verbindung von zwei Seilen mit derselben Stärke, die an den Enden keine Schlaufen haben. Außerdem kann man mit ihm, unter Verwendung eines Tarps oder einer Decke, eine provisorische Hängematte knüpfen.

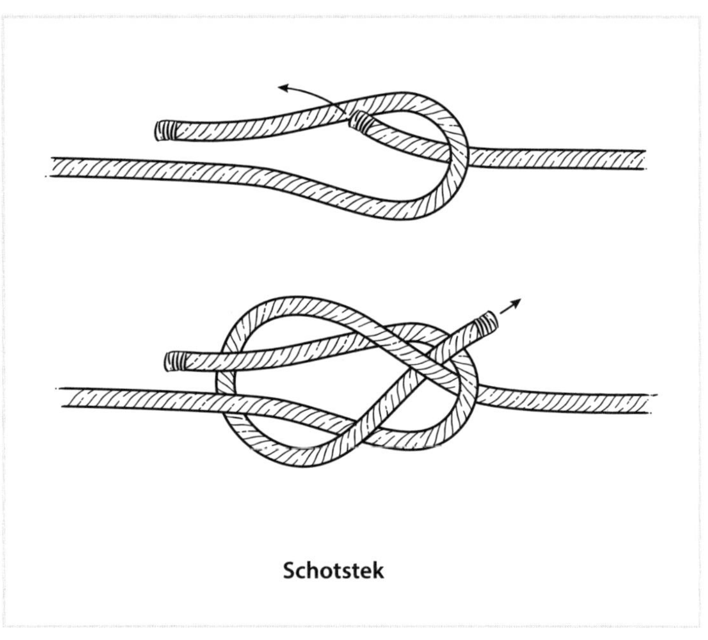

Schotstek

ANKERSTICH

Dieser rasch geknüpfte Knoten wird verwendet, um ein Seil senkrecht an einem anderen zu befestigen. Er eignet sich gut, wenn man beim Weben zwei Schnüre aneinanderbinden oder etwas aufhängen will. Man kann ihn auch für Knebel verwenden, wenn man die Schnur nicht doppelt nehmen kann oder nur eine einfache Schnur spannen will.

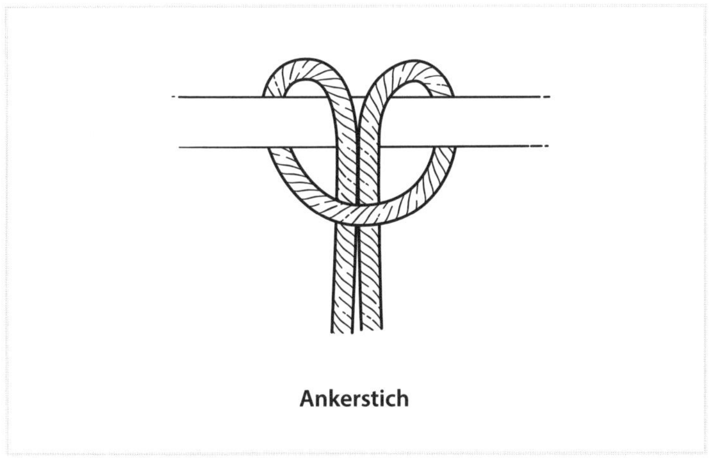

Ankerstich

FÜNF ARTEN DES FESTZURRENS

Die Technik des Festzurrens wird verwendet, um Lasten besser tragen zu können oder einen Gegenstand oder eine Konstruktion zu stützen. Ob Möbelstücke im Lager oder Unterstände – durch Festzurren lässt sich vieles stabilisieren.

SCHLINGEN

Diese Technik verwendet man, um eine Stange zu verlängern, indem man eine andere an ihr festbindet. Man fängt dabei mit einem Zimmermannsknoten an und endet mit einem Mastwurf. Es genügt, das Seil gleichmäßig um die beiden Stangen zu wickeln.

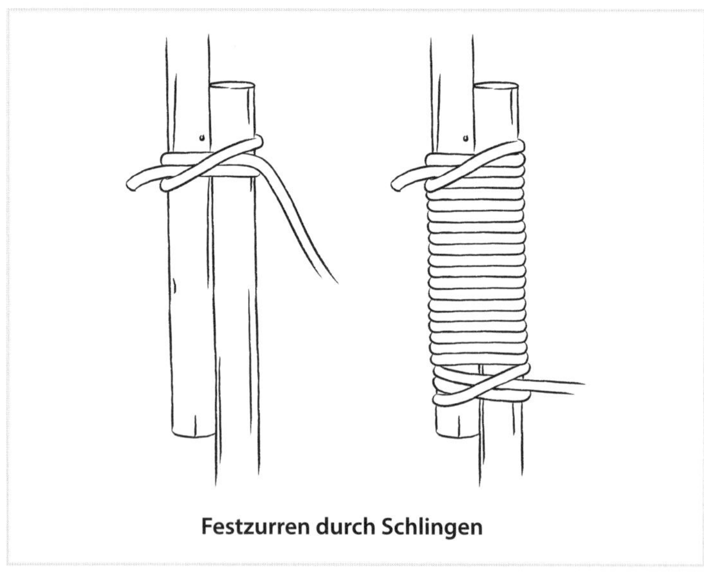

Festzurren durch Schlingen

ZWEIBEINBUND

Mit einem Zweibeinbund zurrt man zwei Stangen aneinander fest. Dabei wird die Schnur zwischen den beiden Stangen ein paarmal quer geführt. An diesem Gelenk lassen sich die Stangen zu einem Zweibein aufklappen.

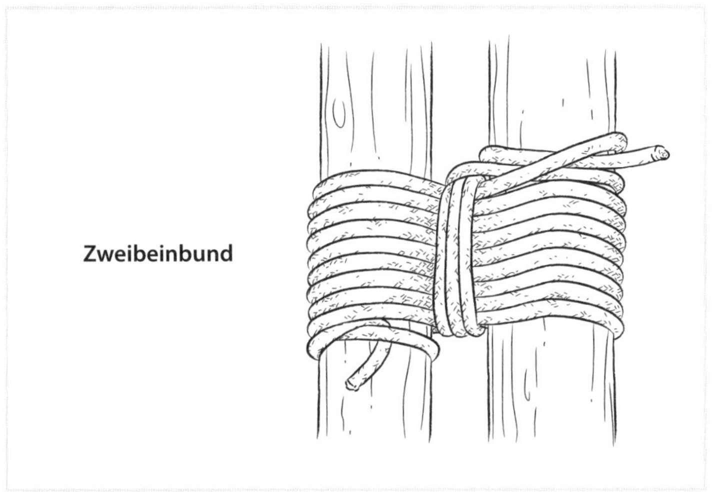

DREIBEINBUND

Der Dreibeinbund ist so ähnlich aufgebaut wie der Zweibeinbund, nur dass hier drei Stangen miteinander verzurrt werden (wobei auch hier die Schnur zwischen den Stangen jeweils quer geführt wird, sodass ein Gelenk entsteht).

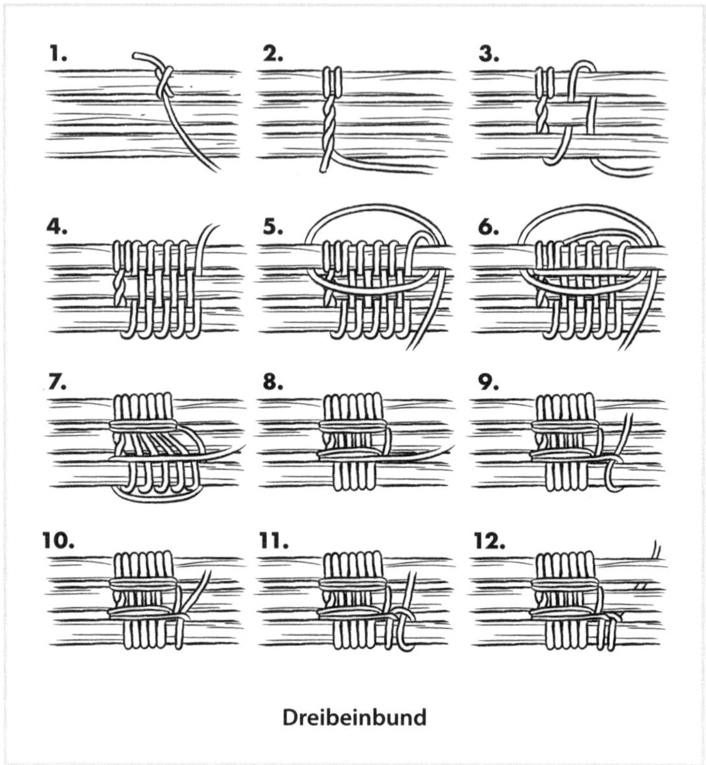

Dreibeinbund

KREUZBUND

Einen Kreuzbund kann man mit oder ohne Querverschnürungen binden, je nachdem, ob die Hölzer gekerbt sind oder nicht. Wenn sie gekerbt sind, halten die Kerben die Hölzer an der gewünschten Stelle und man braucht keine Querverschnürungen. Der Kreuzbund wird verwendet, um Rundhölzer im rechten Winkel miteinander zu verzurren.

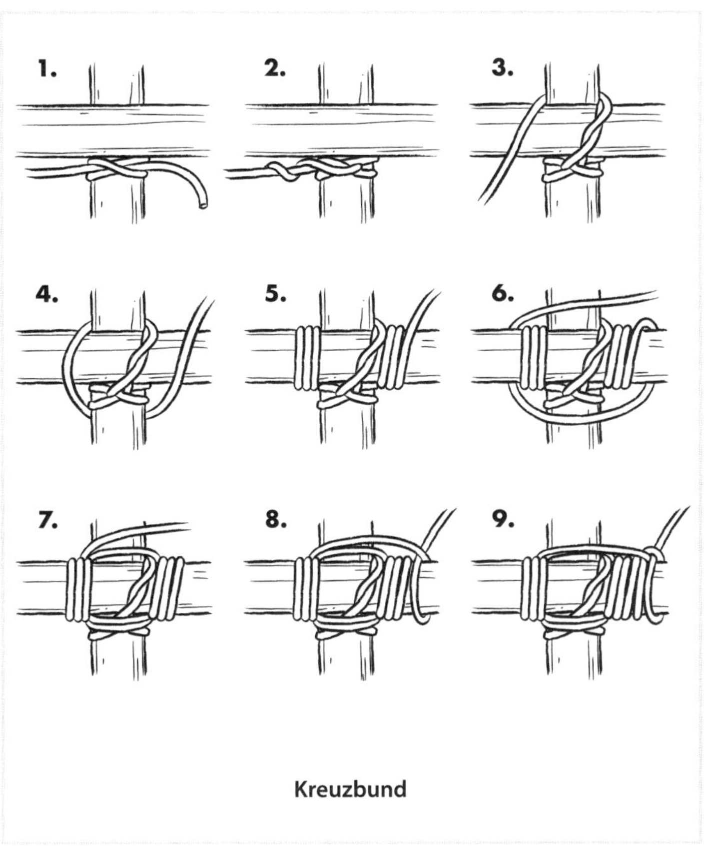

Kreuzbund

DIAGONALBUND

Ein Diagonalbund ist so ähnlich wie ein Kreuzbund, nur dass er an der Verbindungsstelle der Hölzer ein X bildet. Man verwendet ihn, wenn die Hölzer nicht im rechten Winkel miteinander verzurrt werden sollen. Auch hier sind Querverschnürungen nur erforderlich, wenn die Hölzer nicht gekerbt sind. Ein Diagonalbund verleiht einer rechtwinkligen Verbindung besondere Stabilität, und man verwendet ihn auch, wenn die Verbindungsstelle nicht unbedingt flach sein muss.

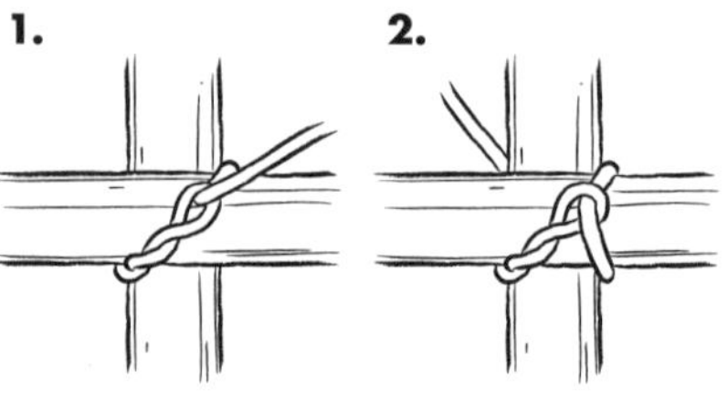

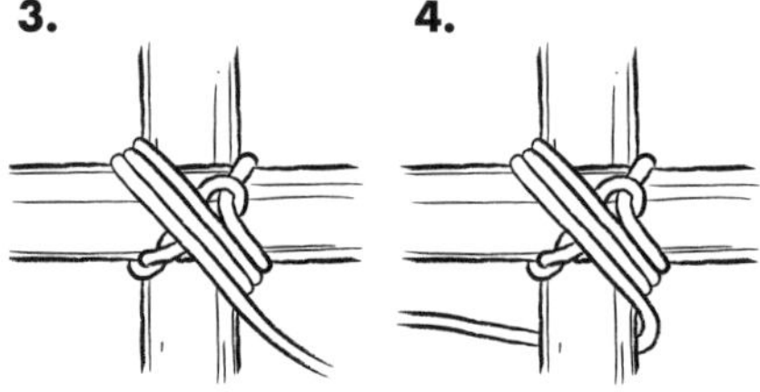

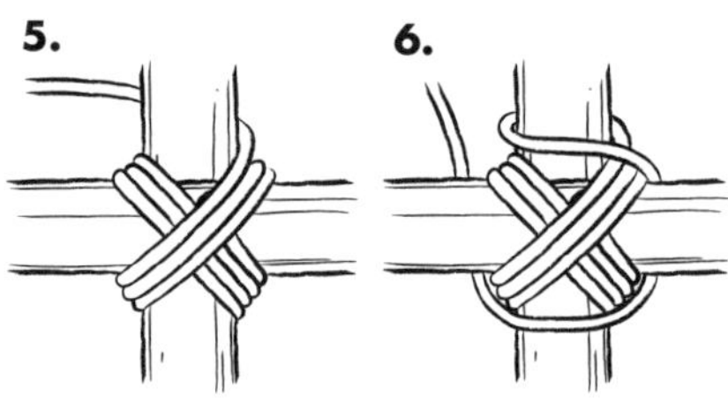

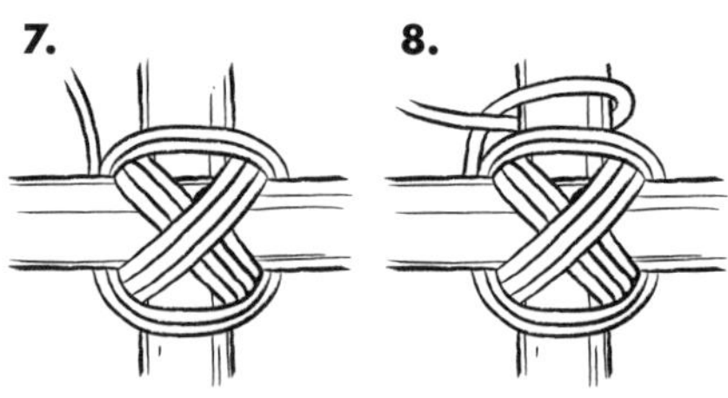

Diagonalbund

DIE RICHTIGE AUSWAHL AN SCHNÜREN

Die meisten Leute haben in ihrer Standardausrüstung irgendwelche Schnüre. Sie gehören zur Grundausrüstung des Survivals, denn es ist sehr zeitaufwendig, Schnüre oder Seile mit ausreichender Reißfestigkeit aus Materialien herzustellen, die man in der Natur findet. Ich persönlich habe in der Regel nur zwei Arten von Schnüren dabei, und wenn die geplante Unternehmung es erfordert, nehme ich noch einen Strick mit. Ich teile meine Schnüre in zwei Kategorien: solche, die ich verbrauchen kann (und daher in kurze Stücke schneide, je nachdem, was ich gerade brauche), und solche, die ich wiederverwenden will (und also im Ganzen verwende). Für den erstgenannten Zweck eignet sich Bankline am besten, für den zweiten Fallschirmleine. Bankline verwendet man für halbdauerhafte Bauten und Gegenstände, oder wenn man etwas rasch herstellen will, also schneide ich sie nicht auf den Millimeter exakt zu oder denke an eine mögliche Wiederverwendung. Fallschirmleine dagegen schneide ich auf bestimmte Längen zu und verwende die Stücke dann für unterschiedliche Projekte immer wieder.

Was man an Schnüren mitnimmt, sollte man sich schon vor dem Trip überlegen. Wenn man unterwegs ist, soll alles möglichst unkompliziert sein. Mein Tipp: neun Stück 550er-Fallschirmleine à zwei Meter, am einen Ende jeweils ein Palstek und am anderen ein Stopperknoten. Eine dieser Schnüre sollten Sie für Notfälle in der Tasche tragen, die anderen können Sie in den Rucksack packen. Darüber hinaus empfehle ich, mindestens dreißig Meter Bankline mitzunehmen, die man sich zurechtschneiden und zum Festzurren verwenden kann, zum Bau eines provisorischen Unterstandes, für Reparaturen, Erste Hilfe und so weiter.

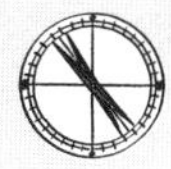

Kapitel 8

BÄUME ALS RESSOURCEN

Bäume sind eine Ressource, die in allen vier Jahreszeiten zur Verfügung steht (außer den Früchten und den Blättern laubabwerfender Arten). Baumaterial, Holz zum Feuermachen, die Pflanzenteile, die man medizinisch verwenden kann – all das lässt sich zu jeder Jahreszeit gewinnen. Die einzige Ausnahme ist vielleicht die Herstellung von Behältern aus Baumrinde; hierfür ist der Frühling die beste Zeit, weil dann der Saft in den Bäumen fließt und die Rinde sich leicht vom Splintholz trennen lässt. Für mich sind Bäume eine *essenzielle Ressource*, denn man kann aus ihnen fast alles herstellen, was man braucht. Feuer, Werkzeuge, Unterstände, Heilmittel – wenn man die einzelnen Arten gut kennt, hat man fast alles, was man braucht. Wenn man sämtliche Möglichkeiten ausschöpfen will, die Bäume bieten, muss man wissen, wie man die Materialien, die sie uns bereitstellen, nutzt und verarbeitet. In diesem Kapitel wird beschrieben, welche Teile der Bäume jeweils verwendet werden können und wie man das Material in einer Notsituation nutzen kann.

FÜNF NÜTZLICHE BÄUME (BASISWISSEN)

Ich werde im Folgenden nicht auf sämtliche Arten eingehen, wie man den jeweiligen Baum und seine Bestandteile nutzen kann, sondern Ihnen ein Basiswissen vermitteln, das Sie schnell anwenden können, wenn Sie unversehens in eine Notsituation geraten.

Die Asche und die Kohle, die bei der Verbrennung von Laubholz entstehen, haben zahlreiche medizinische und hygienische Wirkungen. Asche ist antiseptisch und wirkt blutstillend; außerdem kann man sie gut als Trockenshampoo sowie als Puder für die Füße verwenden. Holzkohle wurde lange verwendet, um dem Körper Giftstoffe zu entziehen und um Wunden zu trocknen; sie eignet sich also gut bei Verdacht auf eine Vergiftung sowie bei eiternden Wunden. Sie ist eine tolle Ergänzung für jedes Erste-Hilfe-Set – und sie entsteht einfach so nebenbei, im Lagerfeuer.

KIEFER

In den Wäldern im Nordosten der USA wachsen vor allem die Amerikanische Rotkiefer und die Weymouth-Kiefer. Bei der Weymouth-Kiefer stehen jeweils fünf Nadeln in einem Büschel, bei der Rotkiefer zwei.

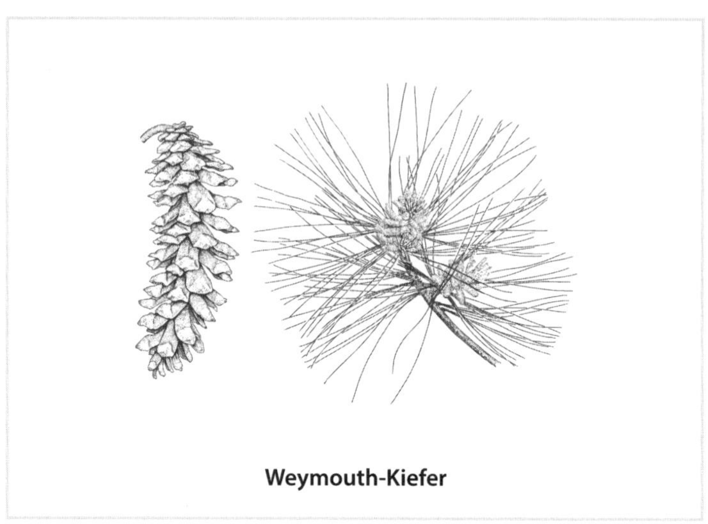

Weymouth-Kiefer

Feuer

Kiefernholz enthält ätherische Öle, die beim Verbrennen sehr heiß werden. An manchen Stellen des Baumes finden sich diese Öle in besonders hoher Konzentration, etwa dort, wo aus dem Stamm ein Ast entspringt, oder in den Wurzeln eines abgestorbenen, umgestürzten Baumes. Späne aus diesem sogenannten Kienholz sowie das Sägemehl, das entsteht, wenn man es zersägt, eignen sich hervorragend als Zunder zum Feuermachen. Trockene Zweige und Nadeln fangen an einer offenen Flamme schnell Feuer und sind daher ideal als Anzündmaterial.

Schutz

Unter einer hochwachsenden Kiefer mit ausladenden unteren Ästen kann man sich kurzzeitig unterstellen, um sich vor Regen und Schnee zu schützen.

Wasser

Wenn man schnell Wasser desinfizieren muss, ist Kiefernholz ideal, weil es durch die ätherischen Öle sehr schnell sehr heiß wird.

Signalgebung

Wenn Sie ein Signalfeuer entzünden müssen, verwenden Sie dazu frische Kiefernzweige. Das **Harz** der Kiefer sorgt für schwarzen Rauch, der gut zu sehen ist, und wegen der ätherischen Öle fängt das Holz schnell Feuer.

Selbsthilfe

Die Säfte der Rotkiefer sowie der Weymouth-Kiefer haben eine starke antiseptische Wirkung, wobei der der Weymouth-Kiefer besser geeignet ist. Mit dem Saft von Kiefern kann man eine herausgefallene Zahnfüllung wieder befestigen oder den Nerv eines abgebrochenen Zahns schützen. Bei Schürfwunden eignet er sich gut als Wundauflage. Kiefernnadeln sind reich an Vitamin C, und ein Aufguss aus diesen Nadeln kräftigt das Immunsystem.

TULPENBAUM

Der Tulpenbaum wird zwischen achtzehn und siebenundzwanzig Meter hoch und ist damit der höchste Baum in den Wäldern im Nordosten der USA. Weil er so groß ist, ist er schon aus der Ferne leicht zu bestimmen. Wenn man ihn aus der Nähe betrachtet, erkennt man ihn an seinen großen, gelappten Blättern. In der Kolonialzeit wurde er »Schwiegermutternachthemd« genannt. Damals war er ein beliebtes Schnitzholz, und beim Überleben in der Wildnis ist er in vielerlei Hinsicht nützlich.

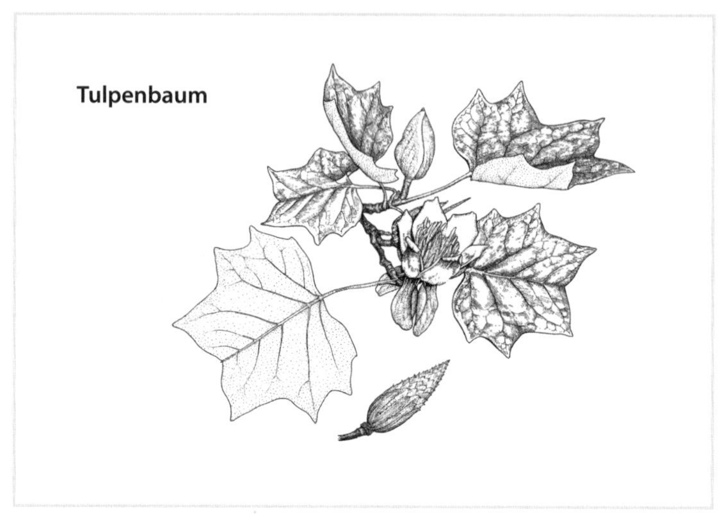

1
2
3
4
5
6
7
8
9

Feuer

Das Holz des Tulpenbaums eignet sich hervorragend für einen Bogendrill, und der Bast ist in zerkleinerter Form ideal als Zunder.

Schutz

Mit seinem weichen Holz und den langen, aufrechten Stämmen ist er bestens für die Herstellung langer Stangen geeignet.

Selbsthilfe

Weil der Tulpenbaum reich an Tanninen ist, eignet er sich gut, um dem Körper durch äußere Anwendung bestimmte Stoffe zu entziehen, und außerdem verwendet man ihn bei Verstauchungen und Prellungen. Will man ihn innerlich anwenden, so kann man aus den Blättern und den Blüten einen Aufguss zubereiten sowie aus dem Bast einen Sud.

Dieser wirkt schweißtreibend und erhöht die Körperkerntemperatur. Aus dem Bast und insbesondere den Wurzeln lässt sich ein äußerst bitterer Sud gewinnen, der traditionell als anregendes und verdauungsförderndes Heilmittel verwendet wird. In den wärmeren Monaten lässt sich die Rinde leicht vom Splintholz trennen. Man kann sie verwenden, um eine lange Schiene herzustellen, und aus dem Bast kann man eine kürzere Schiene bauen.

ESPE

Die Espe (Zitterpappel) und der Tulpenbaum haben zahlreiche Gemeinsamkeiten. Was für den Tulpenbaum gilt, gilt auch für die Espe, aber es gibt zwei wichtige Unterschiede, was ihre Verwendung angeht:

1. Der Bast der Espe ist etwas gröber als der des Tulpenbaums. Daher muss man ihn etwas stärker bearbeiten, wenn man ihn als Zundermaterial für ein Feuer verwenden will (und dabei Glut zum Zünden verwendet).
2. Das Holz der Espe verrottet gründlicher als das des Tulpenbaums, weshalb es sich ideal zum Verkohlen eignet. Aus trockenem, verrottetem Espenholz kann man ohne Verkohlen und nur mithilfe der Sonne Glut herstellen.

Die medizinischen Eigenschaften der Espe sind mit denen der Weide vergleichbar (siehe »Fünf weitere Bäume mit Heilwirkung« weiter unten in diesem Kapitel), denn die Rinde enthält Salicin, das schmerzstillend wirkt.

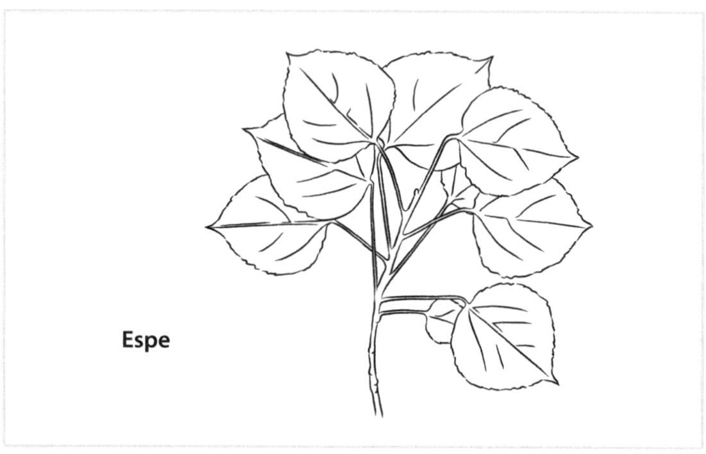

BIRKE

Es gibt zahlreiche Birkenarten, und alle enthalten ätherische Öle und sind daher ideal zum Feuermachen. Manche Arten sind reicher an diesen Ölen als andere und daher besonders gut geeignet.

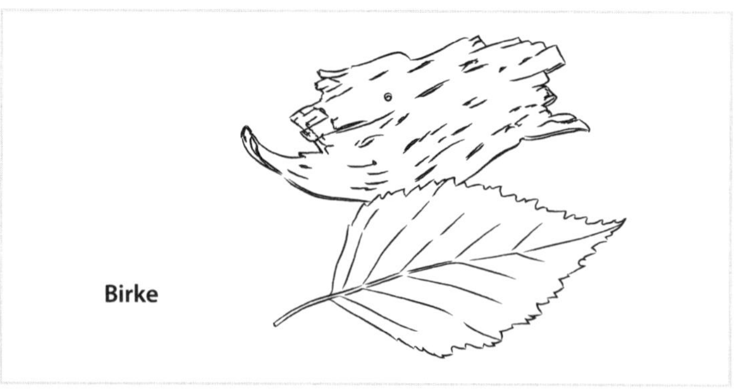

Feuer

Zum Feuermachen nimmt man am besten Weißbirke oder Gelbbirke. In manchen Gegenden wächst jedoch nur die Schwarzbirke. Die Schwarzbirke (auch Flussbirke genannt) ist nicht ganz so reich an ätherischen Ölen, aber man kann sie bearbeiten, um so die Oberfläche zu erhöhen, und sie mit Funken von einem Auermetallstab entzünden, aber auch sehr gut mit einer offenen Flamme.

Schutz

Aus der Rinde mancher Birkenarten lassen sich große Tafeln schneiden, mit denen man ein Dach bedecken oder einen Unterstand oben abschließen kann.

Wasser

Die Flüssigkeit, die man durch Anzapfen direkt aus der Birke gewinnen kann, ist genießbar. Wenn man ein paar Stunden Geduld hat, kann man einen ganzen Behälter damit füllen. Und die Flussbirke heißt so, weil sie nahe am Wasser und auf feuchten Böden wächst. Daher ist sie ein Indikator für Wasservorkommen.

Selbsthilfe

Es gibt viele Zeugnisse darüber, dass schon die Ureinwohner die Birke als Heilmittel verwendet haben, aber keine aktuellen Berichte über die Behandlung gewöhnlicher Erkrankungen. Man liest jedoch häufig davon, dass man Schmerzen in Muskeln und Gelenken lindern kann, indem man diese mit Birkenölextrakt einreibt.

HICKORY

Der imposante Hickory eignet sich wie kein zweiter Baum der Wälder im Nordosten der USA für die Bushcraft-Arbeit. Bei der Herstellung von Werkzeuggriffen unterschiedlichster Art steht sein Holz den festesten Werkstoffen aus Kunststoff in nichts nach. Weil es so belastbar und gleichzeitig biegsam ist, ist es ideal für kleinere Bauten.

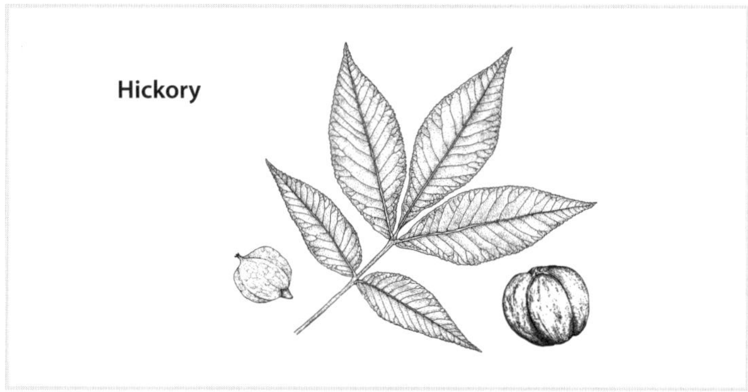

Feuer

Mit einem BTU-Wert (British thermal unit) von 27,7 (übertroffen nur noch vom Milchorangenbaum) ist Hickory ein exzellentes Feuerholz. Es brennt heiß und lange und ist daher ideal für ein Feuer, das die ganze Nacht ohne viel Aufwand brennen soll.

Schutz

Weil sie belastbar und biegsam sind, eignen sich junge Hickorybäume von etwa zehn Zentimetern Durchmesser perfekt als Firstbalken von Unterständen sowie als Pfähle in frei stehenden Bauwerken. Der Bast (die Fasern, die sich durch Einweichen von der Rinde lösen) gilt als eines der reißfestesten natürlichen Materiale für die Herstellung von Schnüren.

FÜNF WEITERE BÄUME MIT HEILWIRKUNG

NATÜRLICHE RESSOURCEN SIND EIN elementarer Bestandteil des Outdoor-Lebens. Bäume sind besonders hilfreich, weil sie zu allen Jahreszeiten zur Verfügung stehen. Sie liefern Brennstoff, helfen bei der Orientierung und vieles mehr. Unter anderem liefern sie eine Fülle an natürlichen Heilmitteln. Die folgenden fünf Bäume sind in dieser Hinsicht besonders nützlich.

EICHE

Wie bei der Kiefer sind auch bei der Eiche nur die rote und die weiße Art von Bedeutung. Am einfachsten lassen sich Eichen anhand der Blätter bestimmen, sei es, dass sie noch am Ast hängen oder schon auf dem Boden liegen. Die Blätter der Roteiche haben spitz zulaufende Lappen, die der Amerikanischen Weißeiche sind abgerundet. Eine Eselsbrücke hierfür lautet: Eine Spitze pikt, aus der Wunde tritt Blut, also zeigen Spitzen eine Roteiche an. Wenn Sie auf dem Waldboden keine Blätter finden oder vorhandene Blätter nicht identifizieren können, hilft ein Blick auf die Innenrinde: Bei der Roteiche ist sie rot, bei der Weißeiche weiß.

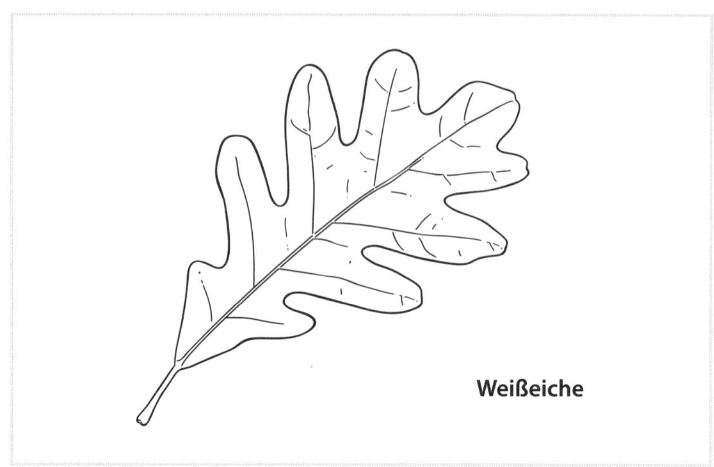

Weißeiche

Feuer

Laubbäume – und so auch Eichen – haben lange, eng beisammen liegende Fasern, wodurch ihr Holz für sehr heißes Feuer sorgt. Es eignet sich für ein Lagerfeuer, das lange brennen soll, sowie um Kohle herzustellen, die man dann zum Kochen verwendet. Jedes Holz hat einen spezifischen BTU-Wert (British thermal unit). Bei der Weißeiche liegt er bei 24, weicheres Holz wie etwa die Weymouth-Kiefer hat einen BTU-Wert von nur 15,9. Je höher dieser Wert, desto heißer und länger brennt das Holz.

Schutz

Beim Bau eines Unterstandes aus natürlichen Materialien – sei es ein einfaches Gerüst oder eine komplexere Konstruktion – ist Stabilität von oberster Bedeutung. Ein zehn Zentimeter dicker Firstbalken aus Laubholz, insbesondere aus jungem Eichenholz, trägt eine Menge Gewicht und ist wegen der langen Fasern zugleich biegsam. Und wenn man

Schnur sparen will, kann man aus dem Bast dieser Bäume Ruten und Bindings anfertigen.

Wasser

Eichenholz brennt sehr lange, was hilfreich ist, wenn man große Mengen Wasser abkochen will. Eiche ist ein idealer Brennstoff, wenn man ein Feuer lange unterhalten will.

Selbsthilfe

Aus der Weißeiche lassen sich Heilmittel herstellen, die eine starke antiseptische, entzündungshemmende und adstringierende Wirkung haben. Die Innenrinde ist hier die wertvollste Ressource. Zur inneren Anwendung sollte man aus ihr einen Sud zubereiten, äußerlich kann man sie in gemahlener Form (trocken oder feucht) anwenden. Wenn man den Sud trinkt, hilft er gegen Durchfall, und gegen Halsschmerzen kann man mit ihm gurgeln.

WEIDE

Weltweit gibt es zahlreiche Weidenarten. Die Silberweide kann besonders vielfältig als Heilmittel verwendet werden, aber auch jede andere Weidenart kann im Outdoor-Leben zu irgendeinem Zweck genutzt werden.

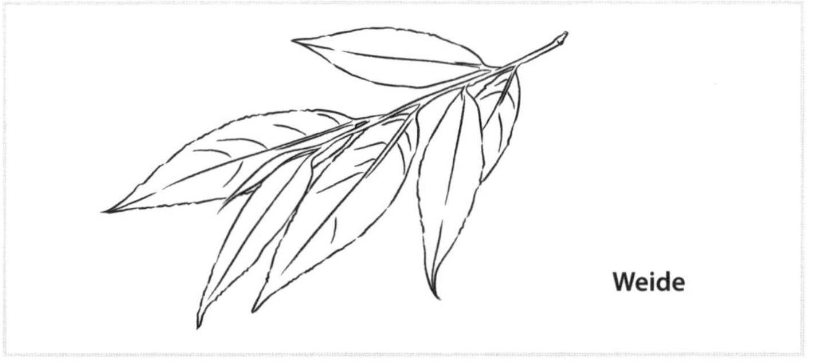
Weide

Feuer

Weidenholz ist weich, und weil seine Innenrinde lange Fasern hat, ist es ideal, um ein Feuer zu entfachen. Es bietet alles, was man für ein gutes Feuer braucht, und es eignet sich auch bestens für einen Bogendrill. Die Innenrinde lässt sich leicht zerkleinern und als Vogelnest oder Zunderbündel verwenden; abgestorbene kleine Zweige fangen schnell Feuer und eignen sich daher gut als Anzündholz, und größere Äste eignen sich als anfänglicher Brennstoff, bevor man dann härteres Holz ins Feuer legt.

Schutz

Aus Weiden fertigt man typischerweise Ruten. Junge, frische Triebe lassen sich hervorragend als Bindings verwenden, wodurch man Schnur sparen kann.

Wasser

Weiden zeigen Wasser an – sie wachsen in der Regel in der Nähe von Teichen, Bächen und Flüssen. Wenn an einer Stelle Weiden stehen, weist das also auf Grundwasservorkommen hin.

Navigation

Wie erwähnt, wachsen Weiden meist in Wassernähe. Wenn Sie also auf der Suche nach einer Wasserquelle sind, können Weiden Sie ans Ziel führen.

Selbsthilfe

Weidenrinde wurde zunächst als schwaches Schmerzmittel eingesetzt und später zur Herstellung von Aspirin verwendet. Ein Sud aus der Innenrinde kann also so wie Aspirin verwendet werden. Außerdem kann man aus der Innenrinde provisorische Schienen herstellen.

SCHWARZNUSS

Die Schwarznuss wächst auf dunklen, nährstoffreichen Böden, ist in manchen Gegenden aber wegen Übererntung nur noch selten zu finden. In der Kolonialzeit war ihr Holz sehr begehrt und wurde für alles Mögliche verwendet – von Gewehrkolben über Möbel bis hin zu Zaunpfählen. Daran sieht man, dass es stabil ist und sich daher gut als Bauholz eignet.

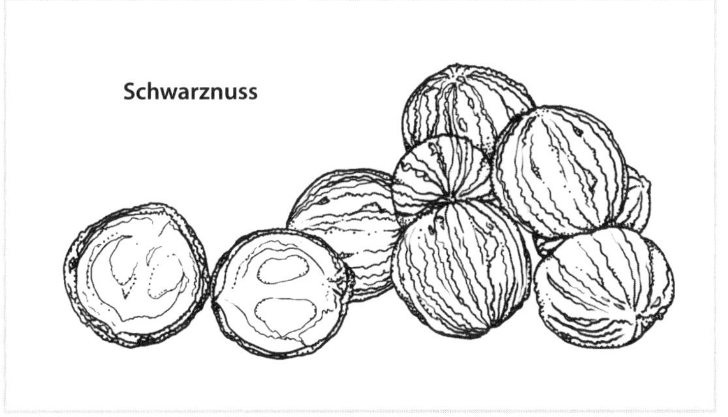

Feuer

Mit einem BTU-Wert von 20 entwickelt das Holz der Schwarznuss eine durchschnittliche Wärme. Weil es relativ hart ist und daher lange brennt, eignet es sich sehr gut für ein Feuer, das bis zum nächsten Morgen brennen soll.

Wasser

Zur Desinfektion von Grundwasser verwendet man normalerweise Jod. Allerdings wurde bisher noch nicht erforscht, welchen Jodgehalt ein Sud von Schwarznuss hat; daher ist auch nicht bekannt, ob er ein verlässliches Mittel zur Desinfektion ist, wie etwa die zweiprozentige Jodtinktur, die im Handel erhältlich ist.

Selbsthilfe

Die Schwarznuss hat in chemischer Hinsicht drei Hauptbestandteile, zwei davon sind Tannin (adstringierende Wirkung) und Jod (antiseptische Wirkung). Am meisten Jod ist in der grünen Schale enthalten; wenn man sie mahlt und daraus einen Sud herstellt, wird das Jod freigesetzt.

Bushcraft-Tipp

30 Gramm Schwarznuss enthalten folgende Bestandteile:

- Kalorien: 170
- Proteine: 7 g
- Fett: 17 g
- Kohlenhydrate: 3 g
- Ballaststoffe: 2 g
- Magnesium: 14 % der RDA
- Phosphor: 14 % der RDA
- Kalium: 4 % der RDA
- Eisen: 5 % der RDA
- Zink: 6 % der RDA
- Kupfer: 19 % der RDA
- Mangan: 55 % der RDA
- Selen: 7 % der RDA

RDA = Recommended Daily Allowance (Empfohlene Tagesdosis)
www.healthline.com/nutrition/black-walnut#nutrition

HARTRIEGEL

Hartriegel ist auf der ganzen Nordhalbkugel verbreitet. Im Sommer blüht er weiß bis leicht pink, und seine Rinde ist dunkel und sehr rissig. Er wächst niemals gerade, sondern immer stark verkrümmt. Oft neigt er sich zu einer Lichtung oder einem Feldrand hin, und in der Regel hat er eine weit nach unten reichende Krone.

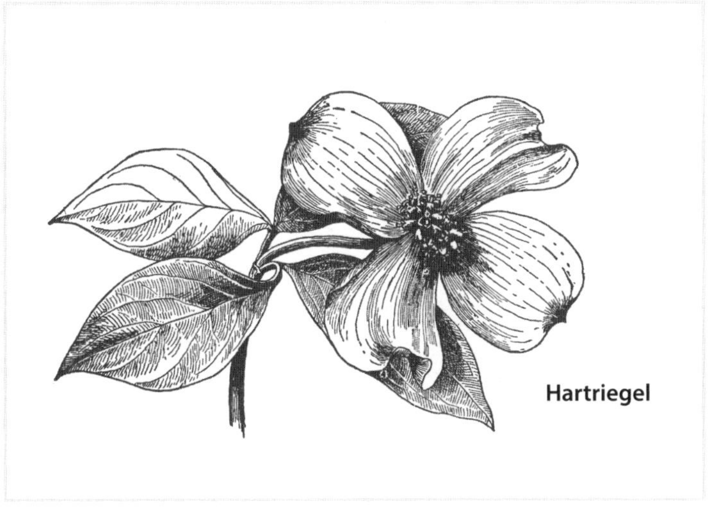

Hartriegel

Feuer

Weil das Holz des Hartriegels sehr dicht ist, brennt es lange. Es liefert hervorragende Holzkohle und produziert kaum Rauch.

Selbsthilfe

Hartriegel wirkt adstringierend, schmerzstillend und entzündungshemmend. Man kann damit Fieber und Frostschauer behandeln sowie Kopfschmerzen und Durchfall. Früher wurde er zur Behandlung von Malaria verwendet.

AMBERBAUM

Der Amberbaum ist ein laubabwerfender Baum, der im Südosten der USA und in manchen Regionen Mexikos und Mittelamerikas vorkommt. Seine Blätter haben fünf spitz zulaufende Lappen. Man erkennt ihn an den stacheligen Früchten, die die Samen umschließen.

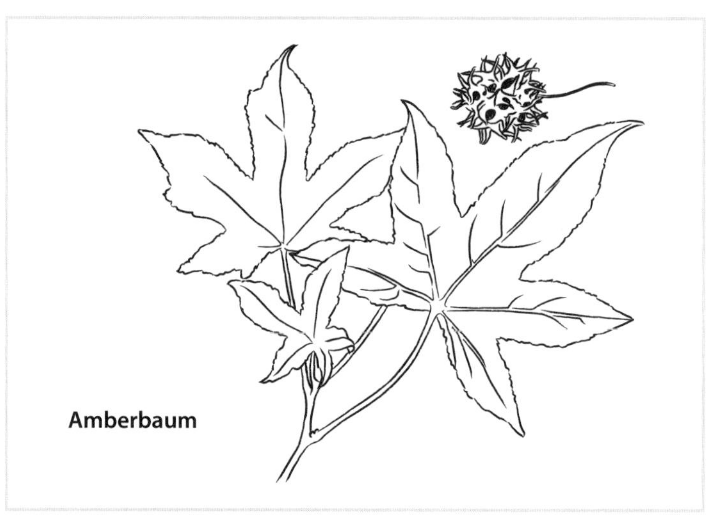

Amberbaum

Selbsthilfe

In Sachen Selbsthilfe ist das Wichtigste an diesem Baum sein Harz (Styrax), das austritt, wenn die Rinde beschädigt wird; man kann es aber auch durch einen Sud aus der Innenrinde gewinnen. Seine ganze Wirkung entfaltet das Harz jedoch nur durch einen Aufguss. Solche Aufgüsse und Sude aus Amberbaum wurden lange Zeit als Tees getrunken, um Husten und Erkältungssymptome zu lindern.

DARREICHUNGSFORMEN

Aus Bäumen und anderen Pflanzen Heilmittel herzustellen und sie richtig anzuwenden, ist nicht ganz leicht. Dennoch sollte man sich diese Fertigkeiten aneignen. So wie das Wissen, wie man Material gewinnt und daraus nützliche Gegenstände anfertigt, kann auch das Wissen, wie man Heilmittel aus der Natur herstellt, bei längeren Aufenthalten in der Wildnis eine große Hilfe sein und bei bestimmten Problemen kurzfristig Erleichterung schaffen. Pflanzliche Heilmittel stellen eine sinnvolle Ergänzung des Erste-Hilfe-Sets dar und können in Verbindung mit Mitteln aus diesem Set zur Behandlung häufig auftretender Erkrankungen verwendet werden, wie etwa Blutungen, Entzündungen, Magenbeschwerden und dergleichen. Die Verwendung pflanzlicher Mittel ist nicht so leicht, wie man vielleicht glauben möchte. In der Regel ist es nicht damit getan, irgendeinen Pflanzenteil abzuschneiden und ihn zu essen oder auf der Haut zu verreiben, obwohl das in manchen Fällen ausreicht. Von den meisten Bäumen, die hier erwähnt wurden, verwendet man die Innenrinde, die Wurzeln, die Schalen der Nüsse und so weiter; dazu muss man diesen Bestandteilen zunächst die Wirkstoffe entziehen. Wie das jeweils geht, ist leicht zu erlernen. Sobald Sie die wichtigsten Verfahren beherrschen, können Sie sich die Heilkräfte der Bäume, die Sie umgeben, zunutze machen.

UNVERARBEITET

In manchen Fällen kann man pflanzliches Material in unverarbeiteter Form verwenden, indem man es einfach in dem

Zustand, in dem man es gesammelt hat, isst, auf der Wunde verreibt oder mit einem Verband auf die Wunde drückt.

AUFGUSS

Ein Aufguss ist im Grunde nichts anderes als Tee. Man gibt die Pflanzenteile in kochendes Wasser und lässt sie zehn bis fünfzehn Minuten lang ziehen. Dann gießt man die Flüssigkeit ab und trinkt sie oder verwendet sie als Spülung oder als feuchten Umschlag. Einen Aufguss stellt man aus Blättern und Blüten her, aber *nicht* aus den holzigen Teilen von Bäumen oder aus Nussschalen. Für einen Wickel genügt etwas weniger Flüssigkeit von einem Aufguss oder einem Sud. Den Rest kann man trinken, damit eine Wunde spülen oder für einen feuchten Umschlag verwenden.

SUD

Einen Sud kocht man aus den holzigen Teilen von Pflanzen und Bäumen, wie etwa den Wurzeln, der Rinde, den Stängeln und so weiter. Dazu weicht man die Teile nicht nur ein, sondern kocht sie. Der Sud ist fertig, wenn die Hälfte des Wassers verdunstet ist.

WICKEL

Für einen Wickel feuchtet man das Pflanzenmaterial an und bringt es direkt auf die betroffene Stelle auf. Es gibt drei Arten von Wickeln. Ein Wickel mit Spucke ist im Handumdrehen gemacht: Man kaut das Material, vermischt es dabei mit der eigenen Spucke und bringt es auf. Dabei ist es wichtig, das Material gründlich zu kauen. Außerdem gibt es heiße und kalte Wickel. Diese stellt man her, indem man das Material entweder einweicht oder daraus eine geringe Menge Sud kocht und dann die jeweils entstandenen Flüssigkeiten verwendet.

FEUCHTER UMSCHLAG

Mit einem feuchten Umschlag wärmt man eine bestimmte Körperstelle und hält sie feucht, um eine Entzündung zum Abklingen zu bringen oder eine Prellung zu lindern. Für einen feuchten Umschlag kocht man einen Aufguss oder einen Sud, taucht ein Stück Baumwolle oder anderes natürliches Material hinein und wickelt es um die betroffene Stelle.

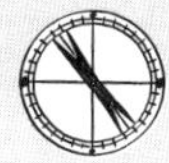

— Kapitel 9 —

HANDWERKLICHES

Je länger Sie sich in der Wildnis aufhalten, desto mehr Arbeiten müssen Sie erledigen und desto mehr Dinge müssen Sie anfertigen. In diesem Kapitel werden ein paar simple Werkzeuge und Techniken behandelt, mit denen Sie Ihre Ziele erreichen, ohne allzu viel Arbeitsgerät mitnehmen zu müssen.

FÜNF EINFACHE GERÄTSCHAFTEN FÜR DAS LEBEN IN DER WILDNIS

Die folgenden fünf Gerätschaften können Sie problemlos aus mitgebrachtem, aber auch aus gesammeltem Material herstellen. Jede erleichtert den Alltag im Lager und kann Ihnen helfen, in der Wildnis zu bestehen, etwa beim Errichten und Befestigen des Lagers oder beim Feuermachen. Die Geräte und Techniken sind allesamt einfach, aber von großem Nutzen.

SEILSPANNERKNOTEN

Einen Seilspannerknoten verwendet man, um ein befestigtes Seil zu spannen, etwa die Firstleine eines Unterstandes oder das Seil, das eine Gruppe beim Durchqueren eines Flusses mit starker Strömung benutzt. Er besteht aus einem einfachen Slipknoten, dessen Schlaufe in Richtung des Arbeitsendes des Seils gespannt wird. Diese Schlaufe ist dieselbe, die man auch für den Marlspiekerschlag verwendet, doch anstatt einen Knebel oder einen Stab hindurchzustecken, steckt man nur eine Schlaufe durch das Arbeitsende, sodass eine Art Flaschenzug entsteht, mit dem man Zug auf das stehende Ende bringt.

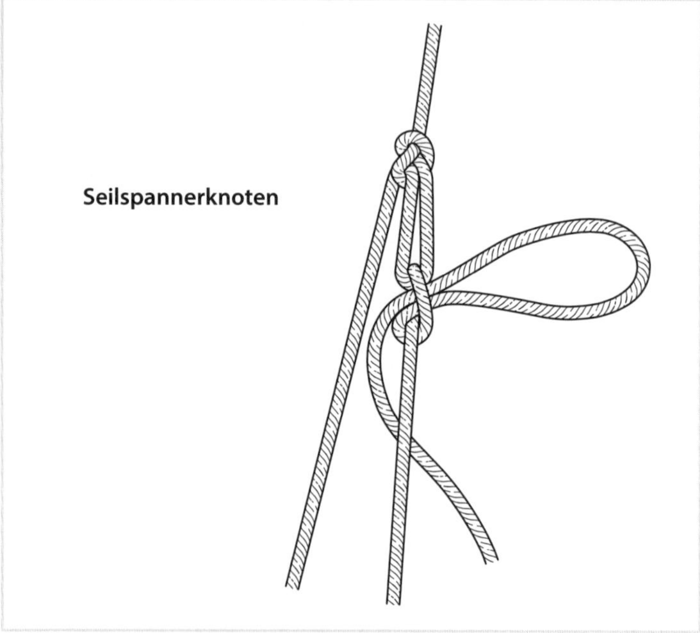

WINDE

Eine Winde entsteht, wenn man ein Seil mithilfe eines Knebels verdreht, wie etwa bei einer Aderpresse. Dazu bindet man eine Schnur oder ein Seil an einen feststehenden Gegenstand und legt es dann in einer Schlaufe um einen anderen Gegenstand. Ein einfaches Beispiel hierfür ist eine Bügelsäge: Man legt die Schlaufe um die oberen Enden, spannt sie, indem man sie in der Mitte mit einem Knebel verdreht, den man dann an der Querstange der Säge arretiert. Das geht auch in größerem Maßstab, etwa um einen abgestorbenen Baum zu fällen oder auch, um einen Baumstamm über eine längere Strecke zu transportieren. Mit einem T-förmigen Griff kann man auf diese Weise auch eine größere Winde bauen, um die eigene Drehkraft zu verstärken.

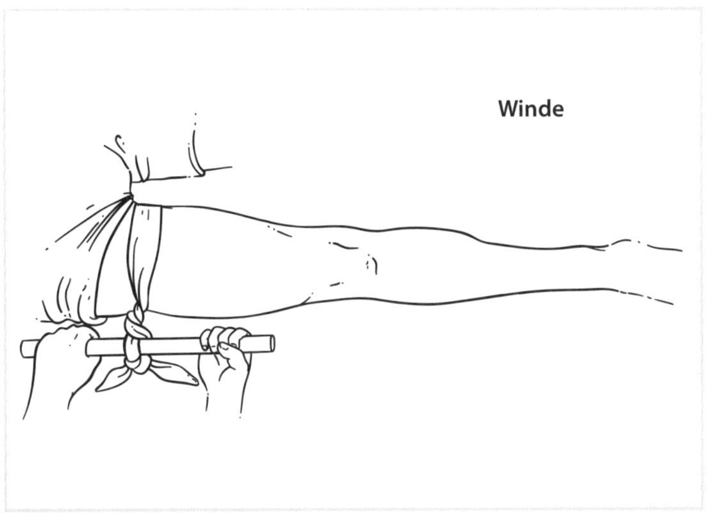

BOGENDRILL

Der Bogendrill wurde jahrhundertelang für die unterschiedlichsten Zwecke verwendet, etwa zum Bohren von Löchern oder um Glut herzustellen. Er ist ein wunderbares Beispiel für ein ganz simples Gerät, das zahlreiche Verwendungsmöglichkeiten bietet. Der Bogen ist rasch gemacht: Man bindet eine Schnur an einen Ast. Um ihn zu spannen, kann man eine Menge komplizierter Löcher und Kerben schnitzen, aber ich empfehle eine Schlaufe und eine einfache V-förmige Kerbe am einen Ende des Bogens, und am anderen Ende eine 90°-Kerbe, in der man die Schnur festwickeln und mit einem Mastwurf spannen kann. Damit sich der Bohrer dreht, braucht die Schnur nicht so stark gespannt zu sein, dass sich der Bogen biegt, aber sie darf auch nicht so locker sein, dass der Bohrer unter Druck verrutscht.

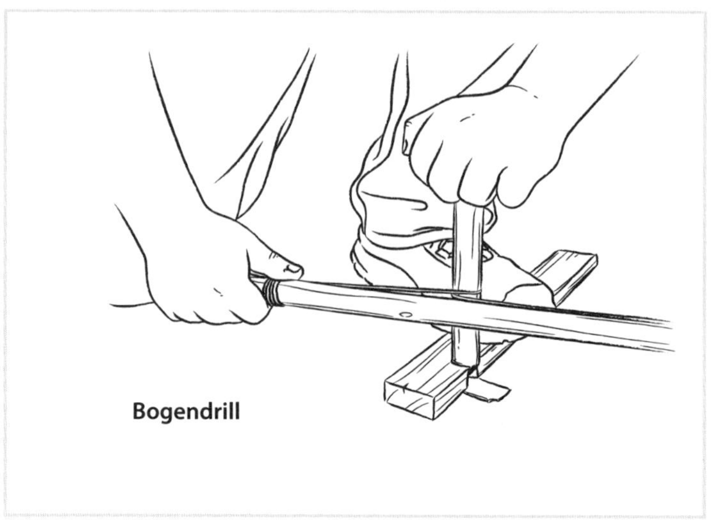
Bogendrill

HEBEL UND AUFLAGEPUNKT

Diese einfache Technik, die man verwendet, um schwere Gegenstände anzuheben, ist eine Erfindung des Archimedes. Indem man einen langen Hebel auf einem Drehpunkt auflegt, macht man sich die Gesetze der Mechanik zunutze und kann Gegenstände mit weniger Kraftaufwand anheben. Will man etwa einen schweren Baumstamm anheben, kann man einen kräftigen, langen, frischen Ast darunter verkeilen und dann einen großen Stein oder ein Stück eines anderen Stammes unter den Ast legen, der dann als Drehpunkt für diesen Hebel dient. Dadurch kann man den Stamm mit geringerer Kraftanstrengung anheben. Man kann die Anordnung auch umkehren und etwa an ein Dreibein eine Schlinge knüpfen, die man dann als Auflagepunkt für den Hebel verwendet. So kann man, nach demselben mechanischen Prinzip, eine Art Kran bauen.

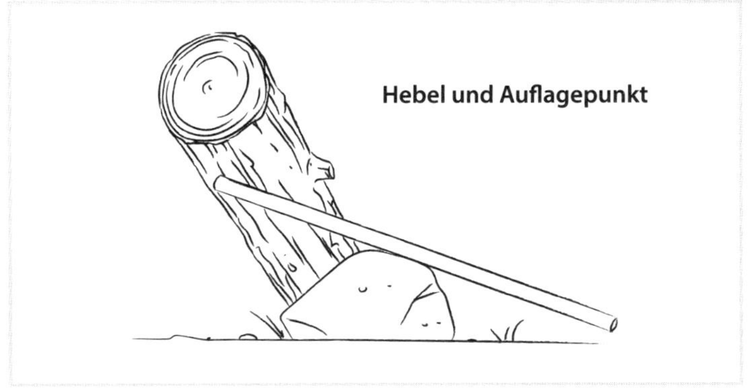

SCHIEFE EBENE

Mithilfe dieser simplen Vorrichtung kann man schwere Gegenstände nach oben befördern, ohne sie anheben zu müssen. Auf einer schiefen Ebene kann man etwa einen großen Stamm an eine Stelle bringen, wo man ihn gut zerteilen kann, auch wenn man dazu je nach Lage vielleicht auch einen Hebel braucht. Normalerweise braucht man dafür zwei Leute, außer man verwendet zwei Stangen, um jeweils ein Ende in Position zu halten, während man das andere nach oben schiebt. In jedem Fall ermöglicht es eine schiefe Ebene, schwere Gegenstände mit deutlich weniger Kraftaufwand zu bewegen.

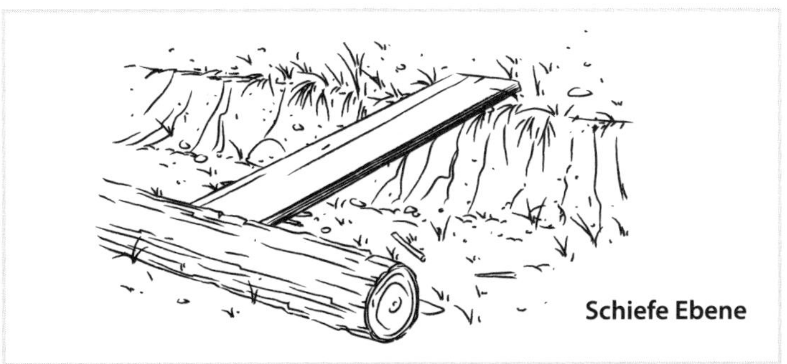

FÜNF WERKZEUGE UND GERÄTE AUS HOLZ

Einfache Werkzeuge aus Holz gehören zu den Dingen, die man ganz leicht selbst machen kann, anstatt sie im Rucksack mitzuschleppen. Sobald Sie erkannt haben, dass Sie irgendwo über Nacht oder für einen längeren Zeitraum bleiben müssen, sollten Sie die folgenden fünf Werkzeuge anfertigen. Bei Bedarf können Sie noch weitere herstellen, die Ihnen ebenfalls eine Hilfe sind.

Ob Sie nun freiwillig oder unfreiwillig ein paar Nächte in der Wildnis bleiben – je leichter Ihr Gepäck ist, desto schneller kommen Sie voran. Und wenn Sie einfache Werkzeuge selbst herstellen, verringern Sie das Gewicht, das Sie tragen müssen. Wenn Sie sich vor dem Trip überlegen, welche Aufgaben auf Sie zukommen könnten, können Sie daraus ableiten, welches Werkzeug Sie dafür brauchen.

SCHLÄGEL

Für einfache Arbeiten genügt ein Stock – vor allem in einer Notsituation –, aber für kompliziertere Arbeiten brauchen Sie einen Schlägel oder sogar einen Vorschlaghammer. Einen einfachen Schlägel können Sie aus jedem Rundholz herstellen. Für den Griff entfernen Sie am einen Ende etwa die Hälfte des Materials, das andere Ende können Sie belassen, wie es ist. Dieses dicke, schwere Ende ist der Kopf des Schlägels. Mit diesem Werkzeug sparen Sie Kraft und können effektiver arbeiten, wenn Sie etwa eine Axt in einen kleinen Stamm schlagen, um ihn zu spalten, oder wenn Sie Pflöcke einschlagen und dergleichen. Ein Vorschlaghammer ist ein großer Schlägel mit einem längeren Griff, den man braucht, um mit einem Pflock Pilotlöcher zu schlagen oder mit einem Keil Baumstämme zu spalten.

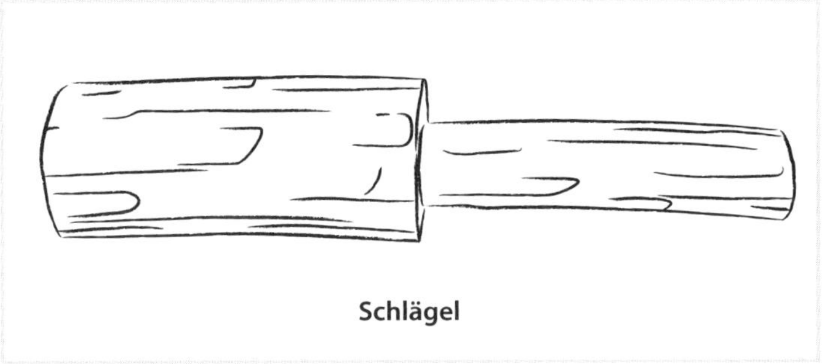

Schlägel

KEIL

Holzkeile kann man aus dem Material schneiden, das bei der Herstellung eines Schlägels anfällt, oder man fertigt sie – wenn man eine bestimmte Größe braucht – eigens an. So oder so, beim Spalten von Holz sind sie eine große Hilfe. Wenn Ihr Messer einmal beim Spalten eines Stammes im Holz stecken bleibt, können Sie es mit einem einfachen Keil befreien und zugleich das Holz spalten. Ein Keil kann in einer Notsituation zusammen mit einem Messer verwendet werden, sowie um zu vermeiden, dass das Messer im Übermaß belastet wird. Wenn ein trockener Stamm einen natürlichen Riss aufweist, kann man das Holz anstatt mit einem Werkzeug aus Metall auch mit einen Keil spalten.

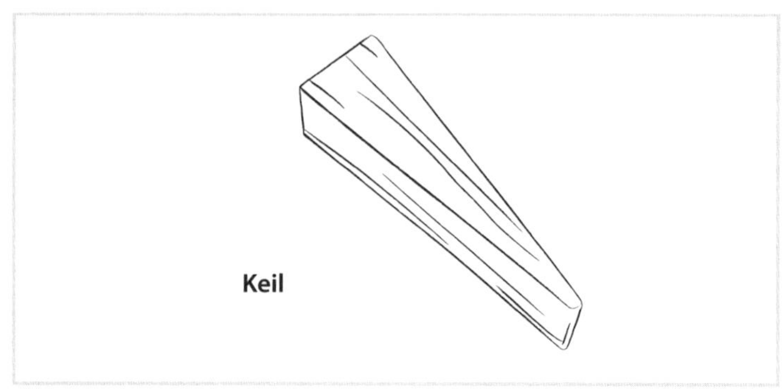

BÜGELSÄGE

Eine Bügelsäge ist ein einfaches Werkzeug, das Sie anfertigen können, wenn Sie eine Klinge im Gepäck haben. Die Klinge können Sie zum Transport innen an einem Gürtel festkleben oder in das Futteral Ihrer Axt stecken. Eine Bügelsäge bauen zu können, ist hilfreich, wenn Sie eine Säge im Gepäck haben, die diese Art von Klinge verwendet, und die Säge kaputt geht. Eine Bügelsäge ist rasch gemacht, und wie bereits erwähnt, kann man mit einer Winde die Klinge spannen, die zwischen den beiden Endhölzern verläuft, die an einem Querholz befestigt sind. Es gibt viele Methoden, schnell eine Bügelsäge zu bauen, und für welche man sich entscheidet, sollte davon abhängen, wie lange man die Säge verwenden will. Wenn Sie eine Axt haben, können Sie eine Bügelsäge problemlos aus einem einzigen Rundholz machen, aber man kann auch drei Rundhölzer von zwei bis drei Zentimetern Durchmesser verwenden. Von der Länge der Klinge hängt die Länge der anderen Bestandteile ab. Die Dimensionen des Stammes, den Sie durchsägen wollen, bestimmen die Länge des Querholzes sowie der Endhölzer.

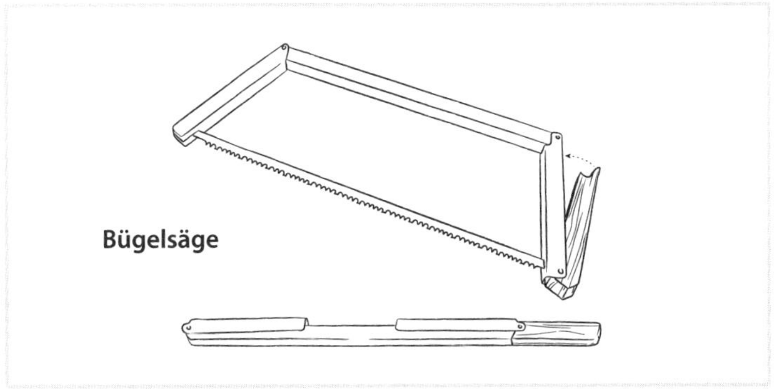

DREIBEIN

Ein Dreibein kann, je nach Größe und Aufbau, unendlich viele Funktionen erfüllen: Man kann daran einfach nur einen Topf über dem Feuer aufhängen, es als Gerüst für einen Unterstand verwenden oder große Wildtiere daran aufhängen, um sie zu verarbeiten. Ein Dreibein gehört zu den nützlichsten Dingen in einem Lager.

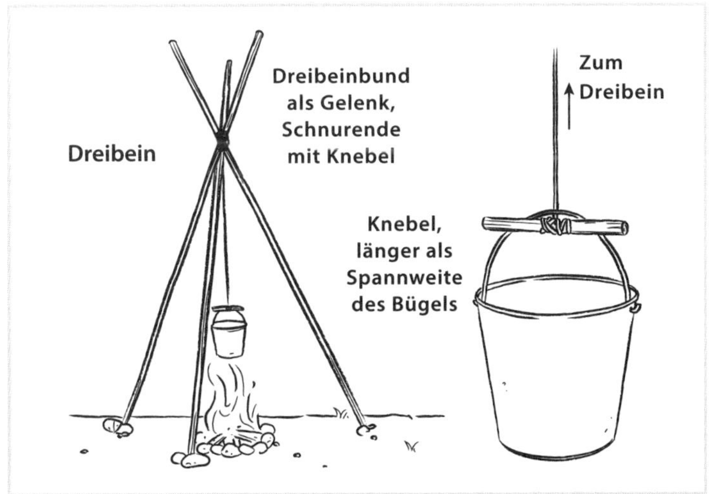

PACKRAHMEN

Mit einem Packrahmen kann man alles Mögliche tragen: Man kann Feuerholz oder erlegtes Wild, nachdem man es zerteilt hat, ins Lager transportieren, oder große Wasserbehälter zur Quelle und wieder zurück. Es gibt zahlreiche Arten von Packrahmen; am leichtesten und schnellsten herzustellen ist wahrscheinlich das weit verbreitete **Roycroft-Gestell**. Für längeren Gebrauch oder wenn man mehr als nur ein Tarp voll Ausrüstung transportieren will, eignen sich meiner Ansicht nach leiterartige Gestelle oder solche im Alaska-Stil besser. Sie halten länger, und bei schweren Lasten verteilt sich das Gewicht gleichmäßiger. Und am unteren Ende kann man nach Belieben ein Brett anbringen. Je länger man einen Packrahmen benutzen will, desto komplexer sollte die Konstruktion sein.

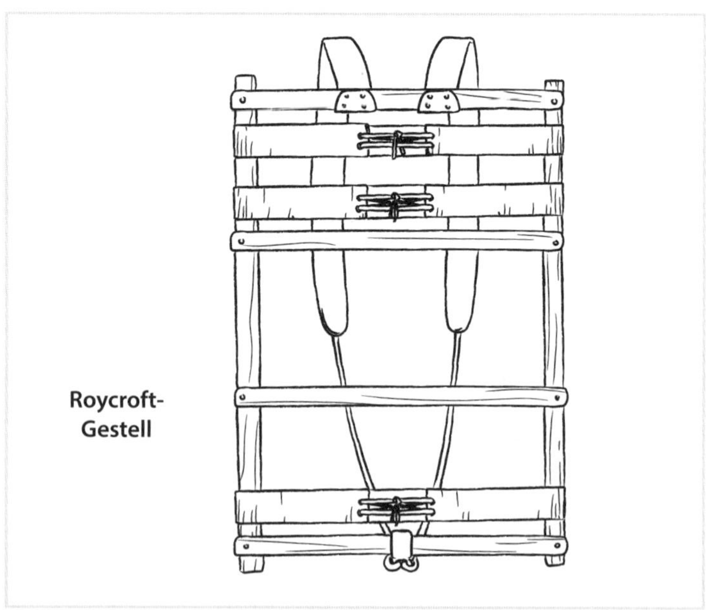

DIE FÜNF WICHTIGSTEN TECHNIKEN IM UMGANG MIT DER AXT

Wegen ihrer vielseitigen Verwendungsmöglichkeiten ist die Axt ein wichtiges Werkzeug im Outdoor-Alltag. Es gibt eine Menge Arten von Äxten, mit den verschiedensten Stielformen und unterschiedlich schweren Köpfen, und viele davon dienen ganz bestimmten Zwecken. Bei der Entscheidung, welche Axt oder welche Äxte Sie mitnehmen, sollten Sie bedenken, wozu Sie sie brauchen werden. Die folgenden fünf Techniken sind einfache, aber äußerst hilfreiche Arten, wie man sich eine Axt im Outdoor-Leben zunutze machen kann.

FÄLLEN

Einen stehenden Baum zu Boden zu bringen, kann – je nach Größe des Baumes – eine knifflige Angelegenheit sein. Aber die entsprechenden Techniken sind leicht zu erlernen, und wenn man die richtigen Vorsichtsmaßnahmen ergreift, kann bei kleineren Bäumen kaum etwas passieren. Wenn Sie einen Baum fällen müssen, achten Sie dabei auf Folgendes:

1. Suchen Sie sich den kleinsten Baum aus, der Ihren Anforderungen entspricht.
2. Sorgen Sie dafür, dass die Sicherheitszone frei von Ausrüstungsgegenständen oder anderen Hindernissen ist. (Dazu gehören auch andere Bäume, die den Fall des Baumes behindern könnten. Ein Baum, der auf halbem Weg in der Krone eines anderen hängen bleibt, bringt noch mal eine Reihe ganz anderer Probleme mit sich.)
3. Stellen Sie sicher, dass von dort, wo der Baum hinfallen wird, ein freier Fluchtweg wegführt.

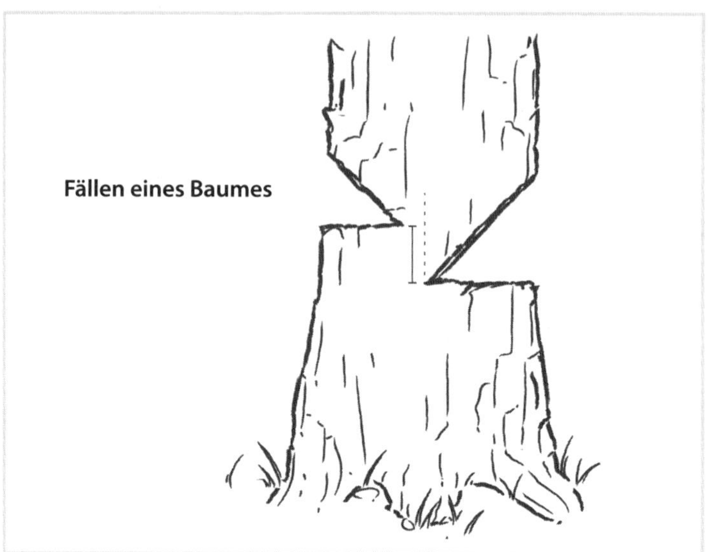

ENTASTEN

Bevor man den Stamm zerteilt (siehe nächster Abschnitt), muss man die unteren Äste entfernen. Normalerweise verwendet man dazu eine Axt, obwohl es auch mit der Säge geht. Am sichersten und einfachsten ist es, wenn man sich auf die jeweils andere Seite des Stammes stellt und in Richtung Baumkrone schneidet. Bei einem auf dem Boden liegenden Stamm sollte man immer an der Unterseite der Astgabel ansetzen, denn wenn man von oben her arbeitet, reißt man möglicherweise Holz aus dem Stamm und trennt den Ast nicht sauber ab.

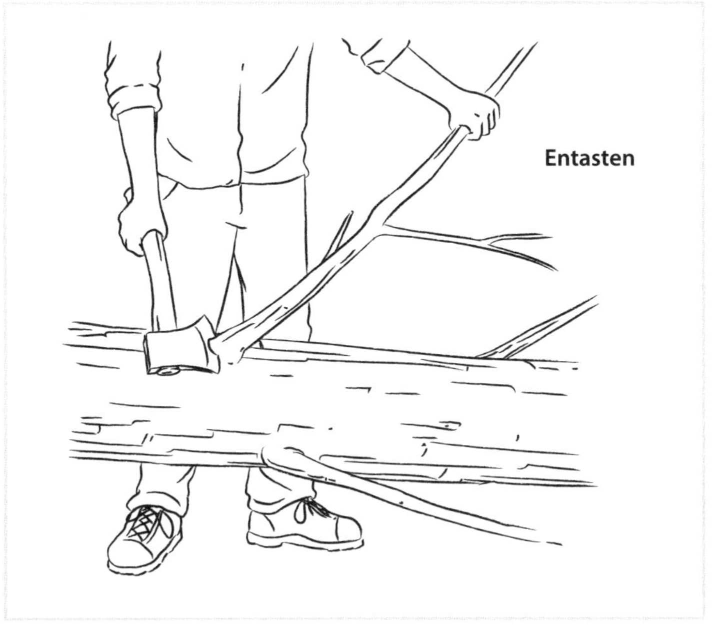

ZERTEILEN

Wenn man einen langen Stamm in kleinere Stücke zerteilt, kann man zum Schluss eine Säge verwenden, doch beginnen sollte man mit einer Axt, insbesondere, wenn man es mit einem etwas dickeren Baum zu tun hat.

Um einen Stamm mit der Axt zu zerteilen, schlägt man eine V-förmige Kerbe in den Stamm, dreht ihn um 90°, schlägt wieder eine Kerbe, und so weiter, bis der Stamm durchtrennt ist. Beim Schlagen der Kerbe sollte man nach Möglichkeit auf dem Stamm stehen. Ist er so schmal, dass man nicht sicher darauf stehen kann, stellt man sich daneben und schlägt die Kerbe in die gegenüberliegende Seite. Die Kerbe sollte man nie oben in den Stamm schlagen, sondern

immer in die Seite, um versehentliche Streifhiebe zu vermeiden, die zu Verletzungen führen könnten.

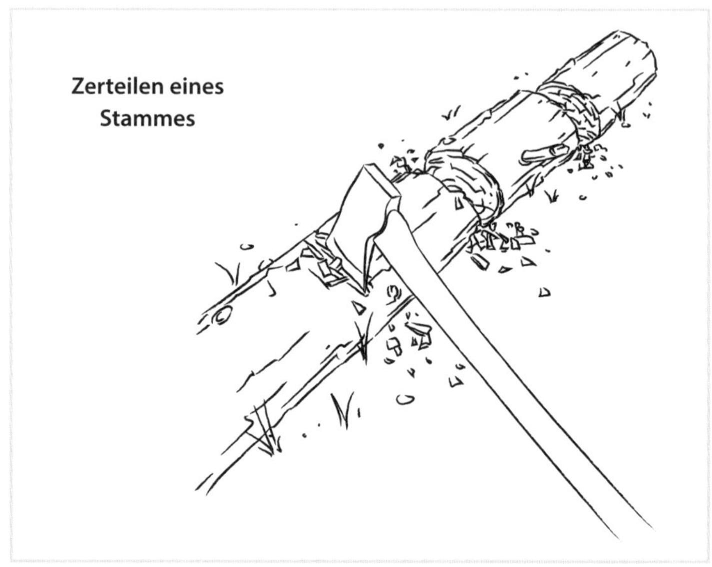

SPALTEN

Wenn der Stamm zerteilt ist, muss man die einzelnen Stücke spalten. Falls man einen ganzen Stamm spalten muss, weil man entsprechendes Material braucht, kann man Keile zu Hilfe nehmen. Diese Arbeit erledigt man größtenteils mit der Axt, unter Zuhilfenahme von Keilen und/oder einem Vorschlaghammer.

Falls möglich, sollte man sich beim Spalten von Brennholz hinknien. Dadurch verringert man den Radius der Axt, für den Fall, dass man danebenschlägt. Knien ist weitaus sicherer als Stehen, denn es vergrößert die Distanz zwischen der Axt und den eigenen Beinen.

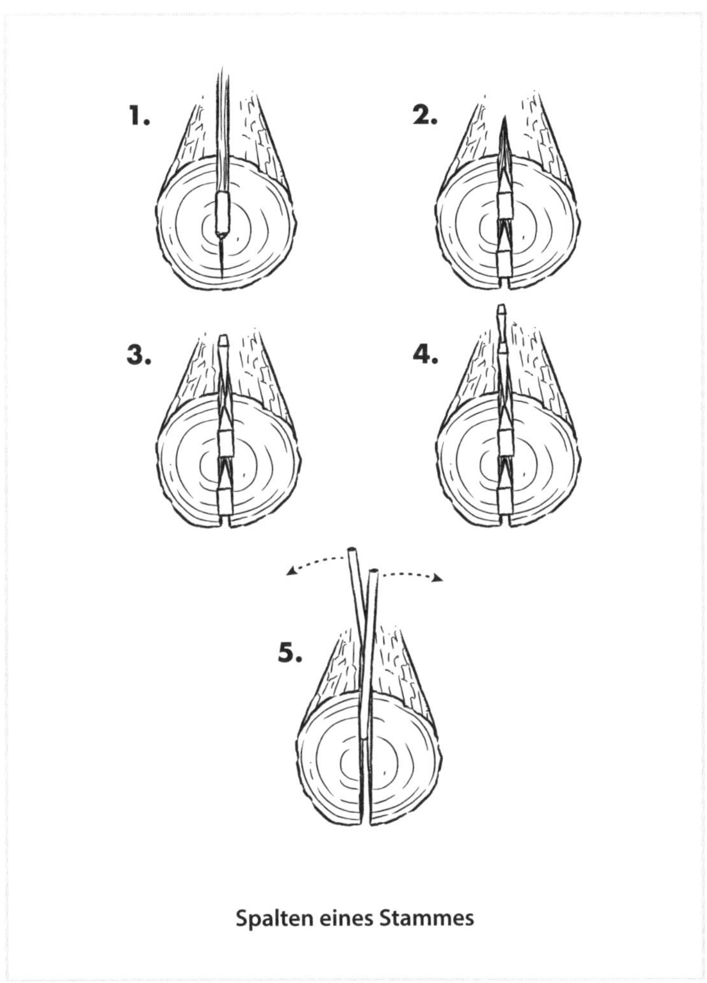

Spalten eines Stammes

ABFLACHEN

Wenn man eine Seite eines Rundholzes abflachen will (etwa um Unregelmäßigkeiten in der Maserung oder Astlöcher zu beseitigen) oder aus einem Rundholz ein Kantholz machen will, verwendet man ebenfalls die Axt, insbesondere bei kleineren Hölzern.

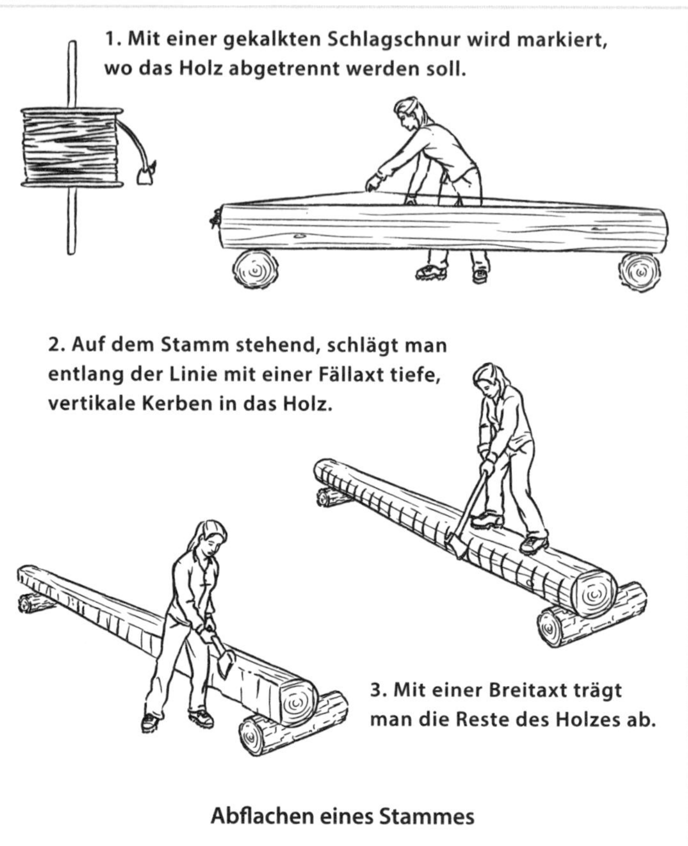

Abflachen eines Stammes

FÜNF METHODEN DER HOLZBEARBEITUNG

Wozu auch immer Sie Holz verwenden wollen oder was Sie daraus herstellen wollen – Sie sollten mehrere Methoden der Bearbeitung beherrschen. Mit den folgenden fünf Techniken können Sie alles vom Löffel bis zur Blockhütte herstellen, je nachdem, welches Material und welches Werkzeug Sie zur Verfügung haben.

DURCHTRENNEN

Holzfasern lassen sich leicht mit einer Säge durchtrennen, aber auch, indem man die Axt in einem bestimmten Winkel einschlägt. Man verwendet diese Technik, um Bäume zu fällen oder um einen Stamm in kleinere Stücke zu teilen, die man leichter verarbeiten kann.

SPALTEN

Spalten bedeutet, das Holz entlang der Fasern zu trennen. Dazu setzt man das Werkzeug – in der Regel eine Axt oder ein Messer – an einem Ende der Fasern an und trennt das Holz dann der Länge nach.

FORMEN

Um Holz in eine bestimmte Form zu bringen, sodass daraus ein nützlicher Gegenstand wird, schnitzt man es. Das geht mit vielen Werkzeugen, üblicherweise verwendet man dazu jedoch ein Messer.

BOHREN

Um Löcher zu bohren, etwa um zwei Teile zu verdübeln oder zusammenzubinden oder etwas zu verschnüren, braucht man ein entsprechendes Werkzeug. Das kann eine Ahle sein oder irgendeine Art von Bohraufsatz.

VERTIEFUNGEN HERSTELLEN

Um Vertiefungen oder Höhlungen herzustellen, kann man Glut aus einem Feuer auf das Holz legen, aber es ist sicherer, ein Werkzeug zu verwenden, um bei frischem Holz zu verhindern, dass es zu schnell trocknet und bricht. Am besten verwendet man ein Hakenmesser, aber bei größeren Werkstücken braucht man einen Beitel oder eine gebogene Dechsel.

DIE FÜNF WICHTIGSTEN TECHNIKEN BEI DER VERWENDUNG DES MESSERS

Es gibt viele Techniken bei der Verwendung des Messers, die im Outdoor-Leben von Bedeutung sind, und viele ähneln einander. Die folgenden Techniken und Fertigkeiten sind meiner Ansicht nach die hilfreichsten, wenn man in einer Notsituation steckt und nur sein getreues Messer dabei hat. Feuer und Schutz haben dann oberste Priorität, also richten sich die Fertigkeiten, die man als erste erlernen sollte, nach diesem Erfordernis.

MATERIAL FÜR EIN FEUER AUFBEREITEN

Jedes Feuer braucht drei Elemente: Zunder, Anzündholz und Brennstoff. Also sollte man in der Lage sein, diese drei Bestandteile auf sichere und effektive Weise mit dem Messer herzustellen, und dabei nicht vergessen, dass auch das Messer eine Ressource ist, mit der man so sparsam wie möglich umgehen sollte. Daher lautet die wichtigste Regel: Verwenden Sie Ihr Messer nur, wenn Sie es wirklich brauchen. Suchen Sie lieber den Boden nach Ästen und Zweigen ab, die die richtige Größe haben, um als Anzündholz oder als Brennholz zu dienen. Natürlich kommt es vor, dass man nicht ausreichend Holz findet oder das, was man findet, nicht verwendbar ist, aber dann kann man ja auf sein Messer zurückgreifen. Gute Lieferanten für Zundermaterial sind Zedern und Pappeln; ihr Bast ist leicht entflammbar und kann mit der Hand zu einem Vogelnest oder einem Zunderbündel verarbeitet werden.

Ein Vogelnest und ein Zunderbündel sind zwei verschiedene Dinge, die unterschiedlich gebraucht werden. Das Ergebnis, das sie liefern, ist jedoch dasselbe: Sie entzünden das Material, das als erstes zum Brennen gebracht werden soll und mit dem dann immer größeres Material wie Anzündholz und Brennholz entzündet wird. Ein Vogelnest enthält in seinem Inneren fein gemahlenes Material, das dazu dient, Glut aufzunehmen, etwa von einem Bogendrill oder von verkohltem Material. Ein Zunderbündel ist eine Kugel aus grobem Material, die mit einer offenen Flamme oder einem Auermetallstab entzündet wird. Für Letzteres sollte man nach Möglichkeit nicht die Schneide der Messerklinge benutzen, weshalb es günstig ist, wenn die Klinge einen Rücken im 90°-Winkel hat (so ähnlich wie eine Ziehklinge). Diesen Rücken kann man auch verwenden, um von Kienholz oder anderem weichem Holz dünne Späne abzuhobeln, die meiner Ansicht nach weitaus brauchbarer sind als **Feathersticks** und auch das Messer nicht so stark beanspruchen, wodurch die Klinge geschont wird.

Um Anzündholz und Brennholz herzustellen, müssen Sie die Klinge Ihres Messers möglicherweise entlang der Fasern senkrecht durch das Material treiben, um es so zu durchtrennen und den Durchmesser zu verringern. (Diese Technik heißt **Batoning**: Man setzt die Klinge auf ein Ende des Rundholzes und schlägt dann auf den vorderen, über das Holz hinausragenden Teil der Klinge.) Es kann auch vorkommen, dass Sie quer zu den Fasern schneiden müssen, um das Holzstück zu verkürzen, wenn Sie es nicht mit bloßen Händen brechen und auch keine Astgabel als Auflagepunkt verwenden können. Batoning ist umstritten, weil das Messer dadurch Schaden nehmen kann, aber wenn man zur Holzverarbeitung nichts außer einem Messer zur

Verfügung hat, ist es eine unverzichtbare Technik. Man muss dabei allerdings einige Punkte beachten. Zunächst sollten Sie nach Möglichkeit nur Holz verwenden, das keine Astknoten hat und nur von geringem Durchmesser ist, sodass es leicht zu handhaben ist. Außerdem sollte das Messer ein Vollerlmesser sein. Wenn Sie diese Technik anwenden müssen, achten Sie darauf, die Klinge zentral zu platzieren und die ersten Schläge in die Mitte der Klinge zu setzen. Sobald Sie einen Spalt ins Holz getrieben haben, sollten Sie einen Keil in den Spalt stecken und diesen weiter hineintreiben. Als Faustregel kann gelten, niemals ein Holz zu spalten, das so dick ist, dass nicht mindestens die vorderen zwei Zentimeter der Klinge herausragen, sobald das Messer im Holz verschwunden ist. Schlagen Sie immer auf die Spitze der Klinge, niemals auf den Griff. Und das Holz sollte auf einer Art Amboss stehen, für den Fall, dass die Klinge es ganz durchschneidet. So verhindert man, dass sie auf den Boden trifft oder auf hartes Material, was potenziell gefährlich ist.

FEUERMACHEN MITHILFE DES MESSERS

Ein Messer ist eine große Hilfe beim Feuermachen – man kann mit seinem Rücken Funken aus einem Auermetallstab schlagen, es zusammen mit einem Feuerstein verwenden oder als Feuerstahl (ein großer Vorteil einer Klinge aus Karbonstahl).

Wenn man den im rechten Winkel zulaufenden Rücken des Messers nutzt, um damit Funken aus einem Auermetallstab zu schlagen, hat das viele Vorteile, die oft übersehen werden. Zunächst braucht man keinen eigenen Funkenschläger mitzunehmen (die meisten sind ohne-

1 2 3 4 5 6 7 8 9

hin für diese Aufgabe unbrauchbar). Außerdem kann man ein Messer sicherer und mit mehr Druck auf dem Auermetallstab ansetzen als ein kleineres Objekt, wie etwa die zurechtgeschnittene Klinge einer Bügelsäge. Man sollte sich immer bewusst sein, dass ein Auermetallstab ein Werkzeug für den *Notfall* ist. Daher sollte man mit einem einzigen Schlag möglichst viel Material ablösen (aus diesem Grund ist meiner Ansicht nach ein langer, weicher Stab besser geeignet als ein kürzerer oder härterer). Wenn man eine Messerklinge verwendet, kann man mit ganzer Kraft arbeiten und die größtmögliche Oberfläche auf den Stab bringen.

Aber auch der hohe Kohlenstoffgehalt spielt eine Rolle. Sobald Sie ein provisorisches Feuer entfacht haben, sollten Sie schon ans nächste Feuer denken und vorausschauend Ressourcen sparen, indem Sie verkohltes Material herstellen – sei es aus Baumwolle, die Sie im Gepäck haben, oder aus natürlichem Material wie verrottetem Holz, Pilzen oder anderem pflanzlichem Material wie den Blütenständen von Rohrkolben. Verkohltes Material können Sie auf unterschiedliche Weise entzünden, unter anderem eben, indem Sie den Rücken eines Messers aus Karbonstahl über einen harten Stein ziehen, Glut herstellen und sie in ein Vogelnest bringen und dieses in die Feuerstelle legen.

JUNGE BÄUME ABSCHNEIDEN

Wenn man einen Unterstand bauen will, sollte man wissen, wie man junge Bäume abschneidet, denn für manche Arten von Unterständen ist junges Holz besser geeignet. Bei kuppelförmigen Konstruktionen ist die Biegsamkeit von jungem Holz natürlich ein Vorteil; außerdem sind junge Bäume mit Sicherheit stabil, was bei Teilen von umgestürzten Bäumen nicht garantiert ist. Einen jungen Baum abzuschneiden, ist nicht weiter schwer, denn der Stamm ist noch recht schwach. Man biegt ihn um, wodurch die Fasern überdehnt werden, und schneidet diese über dem Wurzelballen quer durch.

BÄUME FÄLLEN

Im Zusammenhang mit der Arbeit mit einem Messer geht es natürlich nicht um das Fällen fünfzig Jahre alter Bäume, denen man normalerweise mit Axt oder mit Axt und Säge zu Leibe rücken würde. Sondern um Bäume mit einem Durchmesser von zehn bis zwölf Zentimetern, die man nicht einfach umbiegen und mit einem **Scherschnitt** durchtrennen kann. Diese Notfalltechnik mit dem Messer verwendet man nur, wenn man Material in dieser Breite braucht, um etwas zu bauen, oder bei abgestorbenen und noch stehenden Bäumen, die gutes Brennmaterial abgeben. Dieses Vorgehen heißt auch »Bibertechnik«, weil man dabei mittels Batoning im Kreis eine V-förmige Kerbe in den Baum schneidet und so den Durchmesser laufend verkleinert, bis man den Baum mit Muskelkraft zu Boden drücken kann.

KERBEN SCHNEIDEN

Kerben im Holz braucht man hauptsächlich, wenn man etwas bauen will, aber auch für simplere Dinge, etwa um einen Topf über das Feuer zu hängen, Bestandteile von Fallen herzustellen oder Pflöcke für Tarps und Zelte zurechtzuschneiden. Was Kerben leisten können, lässt sich an Blockhäusern erkennen: In diesen Gebäuden wird alles nur durch Kerben zusammengehalten, ohne einen einzigen Nagel. Um Schnüre effektiver festzubinden, kann man ebenfalls Kerben verwenden, vornehmlich aber dienen sie dazu, Elemente aus Holz miteinander zu verzahnen. Die einfachsten, aber auch wichtigsten Kerben sind die Halbrunde Kerbe, die Blockhüttenkerbe, die Sattelkerbe, die Henkelkerbe und die V-Kerbe. Mit diesen Kerbenformen lassen sich die unterschiedlichsten Konstruktionen errichten.

FÜNF ARTEN, DAS MESSER SICHER ZU HALTEN

Achten Sie immer darauf, Ihr Messer sicher zu führen – das ist unverzichtbar. Durch Übung gewöhnen Sie sich an den Umgang mit dem Messer, aber werden Sie nie zu selbstsicher und lassen Sie stets Vorsicht walten. Ein scharfes Messer ist sozusagen eine zweischneidige Sache: Man kann damit filigrane Schnitzarbeiten ausführen, aber es kann auch tiefe Wunden und bleibende Schäden verursachen. Und dass Sie sich selbst oder jemand anderen verletzen, ist das Letzte, was Sie in der Wildnis gebrauchen können.

FAUSTGRIFF

Halten Sie Ihr Messer immer so, als würden Sie eine Faust machen. So können Sie es kontrolliert und mit ganzer Kraft führen, und die Finger Ihrer Greifhand sind vor der scharfen Klinge sicher. Wenn Sie die Klinge anfassen müssen, etwa um eine besonders kleinteilige Schnitzarbeit auszuführen oder weil Sie die Messerspitze verwenden wollen, sollten Sie nach Möglichkeit Lederhandschuhe tragen.

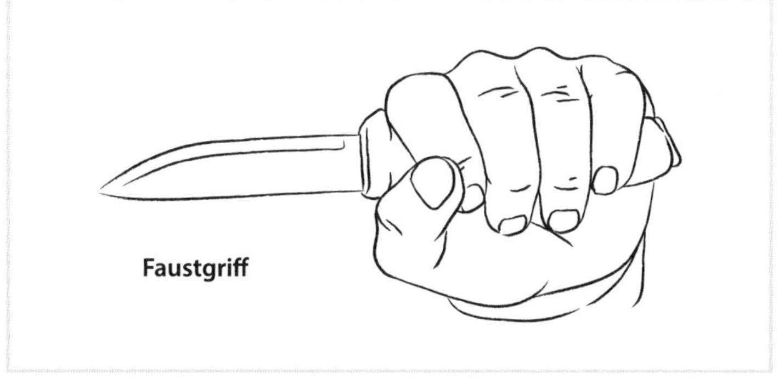
Faustgriff

BRUSTSTÜTZE

Bei dieser Technik hält man das Schneidgut in der einen Hand und das Messer in der anderen, sodass die Spitze nach außen zeigt. Dann hält man die Unterarme im rechten Winkel, drückt die Oberarme an die Brust und zieht Material vom Schneidgut ab, indem man sowohl das Objekt als auch das Messer bewegt.

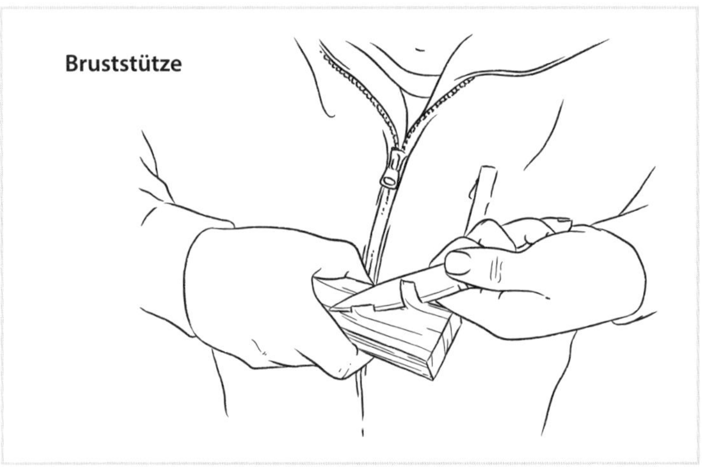

KNIESTÜTZE

Für diese Technik kniet man sich mit dem Bein, das der messerführenden Hand gegenüberliegt, auf den Boden und legt das Gelenk dieser Hand an das gebeugte Knie. Dann zieht man das Schneidgut unter der Klinge durch, ohne die Klinge selbst zu bewegen, und trennt so Material ab. Diese Methode eignet sich besonders gut, um große Mengen Holz abzulösen, aber auch um schmale Spitzen zuzuschneiden.

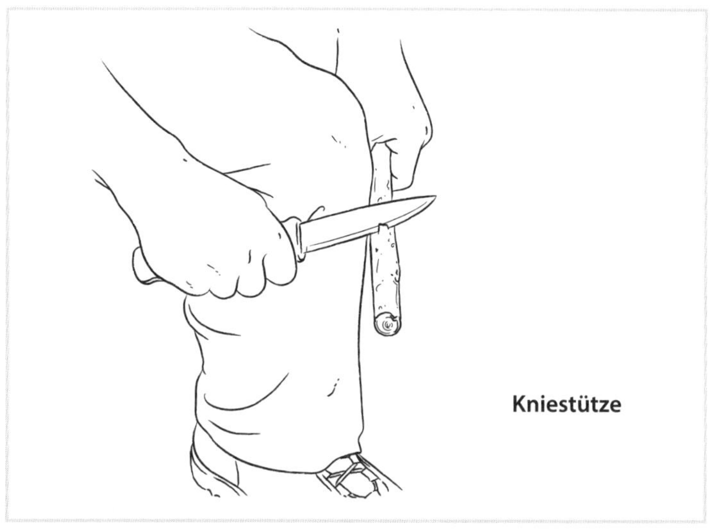

Kniestütze

SCHERENGRIFF

Bei dieser Technik bildet man mit den Händen und dem Messer eine Schere. Der Daumen der Hand, die das Holz hält, ist der Drehpunkt für die Messerhand. Der Rücken der Hand mit dem Holz dient als Stopper. Den Scherengriff kann man für filigrane Schnitzarbeiten verwenden, aber auch für gröbere Schnitte.

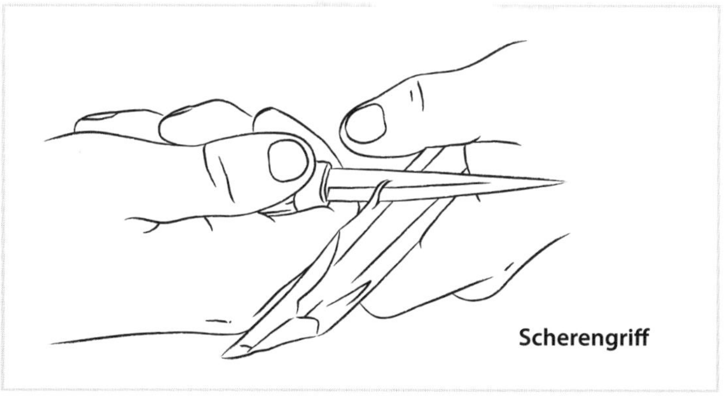

Scherengriff

UMGEKEHRTER FAUSTGRIFF MIT DAUMEN

Dieser Griff verhindert, dass die Hand auf die Klinge rutscht, wenn man mit dem Messer in etwas hineinsticht. Man drückt den Daumen auf das Ende des Knaufs und hält das Messer so, dass die Klinge vom Körper abgewandt ist.

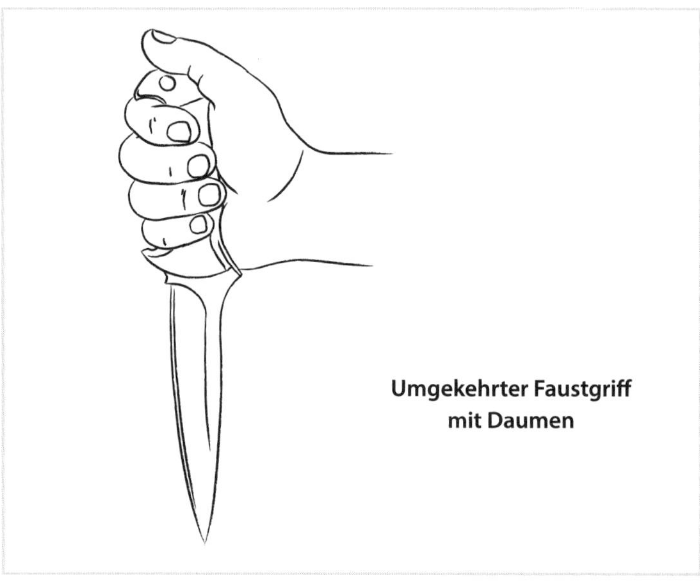

Umgekehrter Faustgriff mit Daumen

DIE FÜNF WICHTIGSTEN KRITERIEN FÜR EIN GÜRTELMESSER

Ein Gürtelmesser muss für mich ganz bestimmte Anforderungen erfüllen; viele Jahre der Erfahrung haben mich gelehrt, dass ein Messer möglichst vielseitig verwendbar und leicht zu gebrauchen sein muss. Wenn man im Notfall kein anderes Werkzeug als ein Messer hat, muss es alle wichtigen Funktionen erfüllen, und gleichzeitig darf es nicht zu viel Pflege verlangen.

VOLLERL

Vollerl bedeutet, dass der Stahl der Klinge sich ohne Unterbrechung bis zum Ende des Knaufs fortsetzt, ohne an Stärke zu verlieren, sodass keine Schwachstellen vorhanden sind, die sich unter Belastung verbiegen könnten. Die äußeren Teile des Griffs sind mit Stiften oder Nieten am Stahl befestigt, sodass man das Messer sicher und ergonomisch halten kann.

SCHARFER RÜCKEN

Wenn man ein Messer mit einem scharfen Rücken dabei hat, braucht man keinen eigenen Funkenschläger für den Auermetallstab. Außerdem kann man einen solchen Rücken wie eine Ziehklinge verwenden, um von weichen Hölzern oder Kiefernholz dünnes Zundermaterial abzuhobeln. Und man kann damit Baumrinde rasch entfernen. Wenn man für derlei Arbeiten den Rücken der Klinge verwendet, schont man die Schneide der Klinge für die Fälle, in denen man sie wirklich braucht.

KARBONSTAHL

Wenn der Karbonstahl der Klinge auf korrekte Weise hitzebehandelt wurde, kann man mit einem Feuerstein Funken aus ihm schlagen und damit ein Feuer machen. Viel wichtiger ist aber, dass man Karbonstahl leichter nachschärfen kann und eine Klinge aus Karbonstahl länger scharf bleibt als solche aus Edelstahl oder anderen Arten von Hochleistungsstahl.

LÄNGE DER KLINGE: ZEHN BIS ZWÖLF ZENTIMETER

Eine der Hauptfunktionen eines Gürtelmessers im Outdoor- und Survival-Alltag ist die Verarbeitung von Holz zu den unterschiedlichsten Zwecken, sei es zum Bau eines Unterstandes oder zur Zurichtung von Material für die Feuerstelle. Auf kurzen Trips braucht man keine Hölzer mit einem Durchmesser über zehn Zentimeter, wenn man frisches Holz zum Bauen verwendet und trockenes zum Feuermachen.

EINFACHER SCHLIFF

Ein einfacher Schliff hat auf jeder Seite der Klinge nur eine Fase (geschliffene Fläche), wie etwa der Keilschliff oder der Säbelschliff. Solche Klingen lassen sich leicht schleifen. Einen einfachen konvexen Schliff kann man auch mit einem Gurtband in Form halten, aber bei einem geraden einfachen Schliff fällt es leichter.

Glossar

Abweichung vom Kurs
Die Neigung, auf langen Strecken nach links oder rechts vom Kurs abzuweichen.

A-förmiger Unterstand
Ein Unterstand mit zwei schräg stehenden Wänden, die an einem First zusammentreffen und Wind und Regen von zwei Seiten abhalten.

Anzündholz
Holz, das rasch entflammt und sich daher gut zum Feuermachen eignet.

Auermetallstab
Ein Stab aus luftentzündlichen Materialien, der zum Feuermachen verwendet wird. Man streicht ihn über eine harte Oberfläche, wodurch Funken entstehen.

Aufspannen eines Tarps
Ein Tarp an einer oder mehreren Stellen am Boden befestigen.

Bankline

Geteerte Nylonschnur, die zum Angeln und zum Knüpfen von Netzen verwendet wird. Sehr gut für den Alltag im Outdoorleben geeignet, da sie nicht verrottet und UV-beständig ist.

Batoning

Methode zum Spalten von Holz, bei der man ein Messer durch Schläge auf die Spitze der Klinge durch ein Rundholz treibt.

Biwaksack

Eine Plastikhülle, die den Schlafsack und den Kopf des Schlafenden umhüllt und so gegen Wind und Wetter oder feuchten Untergrund schützt. Abgeleitet von frz. *bivouac*.

Bogendrill

Eine Methode des Feuermachens, bei der man mit einem Bogen ein kleines Rundholz in rasche Drehbewegungen versetzt. Durch die Reibung entsteht Glut, mit der man dann den Zunder entzündet.

Daneben zielen

Bei der Navigation einen Kurs einschlagen, der wenige Grad links oder rechts vom anvisierten Ziel liegt, sodass man weiß, welche Richtung man einschlagen muss, wenn man die Linie erreicht hat, auf der das Ziel liegt.

Deklination

Teil der Legende einer Karte; gibt die Abweichung zwischen dem magnetischen Nordpol und dem Norden auf der Karte an (Angabe in Grad).

Fällen
Einen Baum unten am Stamm so einschneiden, dass er zu Boden stürzt. Die Entscheidung, einen Baum zu fällen, sollte man nicht leichthin treffen.

Fallschirmleine
Schnur, bei der die inneren Fasern, die für die Reißfestigkeit sorgen, von einer Ummantelung umhüllt sind.

Feathersticks
Stöcke, von denen das Holz in Spänen abgezogen wird, die jedoch nicht vom Stock gelöst werden. So wird die Oberfläche des Holzes erweitert, weshalb diese Stöcke eine große Hilfe beim Feuermachen sind.

Firstleine
Ein Seil oder eine Schnur, die horizontal gespannt wird und die Oberkante eines Unterstandes bildet.

Fliegendes Tarp
Methode der Befestigung, bei der das Tarp an keiner Ecke Kontakt mit dem Boden hat.

Futteral
Eine Hülle für Klingenwerkzeuge.

Geländer
Eine linear verlaufende Erscheinung im Gelände, die in derselben Richtung verläuft wie die eigene Marschrichtung und an der man sich orientieren kann.

Grundlinie
Das Gegenteil einer harten Grenze. Die Grundlinie verläuft am Ausgangspunkt senkrecht zur Marschroute und dient als Orientierung, wenn man zum Ausgangspunkt zurückkehren will.

Hängematte
Eine Schlafstatt, die an beiden Enden aufgehängt wird, sodass sie den Boden nicht berührt. Schützt vor herumkrabbelnden Tieren und vor Verlust von Körperwärme durch Konduktion.

Harte Grenze
In der Navigation eine Linie, die man nicht überschreiten sollte und die in der Regel senkrecht zur eingeschlagenen Route verläuft.

Harz
Der Saft von Kiefern. Kann zum Feuermachen verwendet werden, für das Bandagieren von Wunden und viele weitere medizinische Zwecke.

Hügelkette
Reihe von Hügelkuppen, die einen Ausblick über das Gelände bietet sowie die Möglichkeit, oberhalb des Höhenniveaus des Tales zu gehen.

Keilförmiger Unterstand
Bei diesem Unterstand befestigt man drei Ecken des Tarps am Boden und die vierte an einem Baum oder etwas anderem, sodass das Tarp die Form einer Raute annimmt.

Kerben
Einschnitte im Holz, je nach Bedarf unterschiedlich geformt. Dienen zum Bau von Gebäuden, zum Aufhängen von Dingen und zum Herstellen von Griffen.

Kienholz
Die harzreichen Teile einer Kiefer. Hervorragend zum Feuermachen geeignet.

Knebel
Ein Stock oder Pflock, der in einer Schnur verknotet wird. Kann als Haltegriff dienen, der schnell angebracht und wieder entfernt werden kann, und kann auch Lasten tragen.

Kurs
Die Richtung, die man bei der Fortbewegung einschlägt, angegeben in Grad der Abweichung von einer Standardrichtung wie etwa Nord oder Süd.

PAUL-Methode
PAUL steht für Positive Azimuth Uniform Layout. Mit dieser Methode kann man unbekanntes Gelände erkunden und eine direkte Linie zurück ins Lager ziehen, ohne während des gesamten Rückwegs einem Umkehrkurs folgen zu müssen.

Pultdach
Schrägstehende, einzige Wand eines Unterstandes, die mit Zweigen, Blättern und anderem Pflanzenmaterial bedeckt ist und dadurch Schutz bietet.

Rinne
Ein tiefer Einschnitt zwischen zwei Höhenzügen.

Roycroft-Gestell

Ein Packrahmen, auf dem man Gepäck transportieren kann. Er besteht aus drei Stangen, die so zusammengebunden werden, dass sie ein Dreieck bilden.

Sattel

Eine Senke zwischen zwei Hügelkuppen, durch die Wasser abfließen kann und die Schutz vor Wind und Regen bietet.

Scherschnitt

Eine Schnitttechnik, um aus einem Holzblock ein Stück herauszutrennen.

Schlafsack

Röhrenförmige, gefütterte Decke zum Schlafen. Als Isoliermaterial können Federn oder Daunen dienen, aber auch Luftkammern oder synthetisches Material.

Schlauchband

Band, das hauptsächlich beim Klettern verwendet wird. Wiegt weniger als ein Seil, braucht weniger Platz und hält in der Regel größere Zuglast aus.

Schliff

Die Form der Schneide einer Messerklinge. Je nach Art des Schliffs muss der Wetzstein beim Schleifen in einem bestimmten Winkel angesetzt werden.

Segeltuch

Material, das hauptsächlich für Tarps und Zelte verwendet wird. Es ist wasserdicht, in der Regel feuerfest sowie resistent gegen Schimmel.

Sud
Getränk aus Wurzeln oder Baumrinde, die eine Zeit lang in kochendes Wasser gegeben werden.

Tannin
Adstringierende chemische Verbindung, die in Eichen enthalten ist. Kann für Wickel, Aufgüsse und zum Färben verwendet werden.

Tarp
Kurzwort für Tarpaulin. Plane aus Segeltuch oder Öltuch, die im Outdoor-Leben zum Bau von Unterständen und zu anderen Zwecken verwendet wird.

Venturi-Effekt
Die Tatsache, dass Luft sich eher einen engen Durchgang sucht, wo sie dann schneller strömt. Dieser Effekt kann entscheidenden Einfluss auf ein Feuer haben.

Vergrößerungsglas
Eine Linse, durch die man Objekte näher betrachten kann. Dient in der Wildnis auch als verlässliches Werkzeug zum Feuermachen.

Vogelnest
Ein Bündel aus Zundermaterial, das die Form eines Vogelnestes hat und zum Feuermachen verwendet wird. Es sollte eine Mischung aus fein gemahlenen, mittelstark zerkleinerten und groben Materialien sein, die leicht entflammbar sind.

Wickel
Erhitztes oder gekühltes Pflanzenmaterial, das auf den Körper aufgebracht wird, als Wundverband oder als Heilmittel gegen eine Erkrankung.

Zählkügelchen
Eine Kette mit Kügelchen, mit denen man während des Gehens die zurückgelegte Strecke misst. Nachdem man die eigene Schrittlänge ermittelt hat, schiebt man jeweils eines der Kügelchen weiter, sobald man eine bestimmte Anzahl von Schritten gemacht hat.

Zunder, Zunderbündel
Leicht entflammbares Material, das bei der Zugabe von Glut rasch Funken aufnimmt und Feuer fängt.

Register

HINWEIS: **Fett** gedruckte Seitenzahlen verweisen auf Begriffe, die im Glossar erläutert sind. *Kursiv* gesetzte Seitenzahlen verweisen auf die Abbildungen.

Über den Autor

Dave Canterbury ist Mitinhaber und Leiter der Kursabteilung der Pathfinder School, die von USA Today zu den zwölf besten Survival-Schulen der USA gezählt wurde. Seine Artikel erscheinen in *Self Reliance Illustrated*, *The New Pioneer*, *American Frontiersman* und *Trapper's World*. Er ist Autor des *New York Times*-Bestsellers *Bushcraft 101* sowie von *Advanced Bushcraft* und *Bushcraft – Jagen, Sammeln, Kochen in der Wildnis*.

NOTIZEN

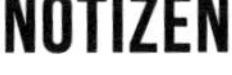

NOTIZEN